検査なしで、自分の病気を推理する方法

藤原崇志

Discover
ディスカヴァー

推薦のことば

倉敷中央病院救命救急センター長　福岡敏雄

「検査結果で診断は決まらない」と言うと、驚かれるでしょうか。

驚かれた方、そんなあなたにこの本を読んでほしいです。そして、もう少し驚いてほしいです。そして、納得してほしいです。

当たり前だと思われた方、そんなあなたがこの本を読むと、納得できる具体例をたくさん知ることができます。そして、ぜひ話題にしてほしいです。

男性はふつう「妊娠」していません。でも、女性は妊娠しているかもしれません。だから、男性への妊娠反応検査は意味のない検査です。

熱が出ているからといって、夏にインフルエンザと診断することはほとんどありません。でも、大流行している冬だったら、「熱が出ているからインフルエンザ」というのは、かなり正しい診断になります。インフルエンザの流行期に発熱や典型的な症状があれば、インフルエンザの検査をしない方が理にかなっているのです。

医療の現場では、このように検査をしないで診断をしてしまった方が、よっぽど正しい判断になることがあります。むしろ、検査結果が診断を混乱させることもあるのです。

また、無理に診断をつけないで経過を見ることが、最も安全で有益なことも少なくありません。

本書を読むことで、こうしたことを知っていただき、無意味な検査や曖昧な診断に翻弄される人が、少しでも減ってほしいというのが私の願いです。

申し遅れましたが、私は本書の著者である藤原先生と一緒に倉敷中央病院で働いています。彼と一緒に、英国の医学雑誌にレントゲン検査を評価する研究を発表したこともあります。学術的な活動の一方で、医師以外の人と一緒に論文を読むワークショップを開催する活動にも精力的に取り組んでいます。

そんな信頼できる医師が書いた本です。医療に携わる方、興味を持つ方はもちろん、多くの市民の方にも興味の持てる内容になっていると思います。

検査や診断と、ちょっと賢く、ちょっと上手につきあう——そんなコツをぜひ身につけていただければ幸いです。

はじめに

みなさん、はじめまして。耳鼻科（耳鼻咽喉科・頭頸部外科）の藤原崇志と申します。
私は2009年に医師になって、最初の3年2か月を岡山県倉敷市にある倉敷中央病院で医師として働き、それ以降は愛媛大学医学部附属病院に所属しています。大学病院で働くかたわら、いくつかの病院で非常勤医師としても働いてきました。

医療機関は、大きく病院と診療所に分かれます。病院というのは、入院用のベッドがある大きい施設、診療所はだいたい個人（〜数名）の医師がいてベッドがない施設です。最近では高齢化が進み、医療費が増大していることもあって、日本でも効率的な医療を行ううえで、病院・診療所の役割分担がどんどん進んでいます。

ベッドが必要な入院、複数のスタッフが必要な手術や、ランニングコストがかかって検査対象が絞られる大型の検査機器などは病院に集約し、逆に入院・手術・大型の検査以外の通院・外来などは病院ではなく、診療所が担当するように制度が変わっています。

また、病院についても、病気発症直後を担当する急性期病院、発症してからしばらくたってある程度落ち着いた患者を担当する回復期病院など、病院の中でも役割分担が進んでいます。

私が最初に働いた倉敷中央病院は急性期型の、検査機器もたくさんある病院でした。ベッド数が1161床、年間入院患者が約3万人、救急外来に年間6万人が来院し、救急車による搬送が年間9000台近くある急性期の病院です。

大型の検査機器も多く、実際、診療所から検査依頼で紹介される患者さんも少なくありません。患者さん自身も検査を希望されて来院されるので、私も多くの方にさまざまな検査をしました。

倉敷中央病院の次に赴任した大学病院もベッド数が606床と多く、同じように特殊な検査のできる病院でした。非常勤医師として地域の病院の外来や当直などにも行きました。ベッド数が100床ぐらいの病院で外来をしたり、70~80代の寝たきりの方が多い病院で当直をしたり、診療所でも働いたりと、さまざまな種類の病院・診療所で働いています。

検査を受けるたびに不幸になる人々も

このように、さまざまな病院で働くなかで見えてきたのは、検査を受けることは必ずしも幸せにはつながらない、ということです。

もっと言うと、**検査とうまくつきあえずに、検査を受けて不幸になってしまう人も少なからずいる**ことに気づいたのです。

病院にいると、「せっかく病院に来たからには、検査を受けずには帰れない」とおっしゃる方をよく見かけます。血圧を測る検査、血液を採って成分を見る血液検査、尿を採って調べる検査、健康診断で受けるレントゲンの検査、超音波の検査、それに身体の奥を見るCTやMRIの検査など、検査というと数えきれないぐらいありますが、実は**検査というのはけっこう曖昧なものなのです。**

検査で異常が出たからといって、すぐに病気かというと、必ずしもそうではなく、**「検査結果が異常＝病気」「検査結果が正常＝健康」がつねに成り立つわけではありません。**

そのため、「せっかく病院に来たんだから」と検査をして、検査上の異常が見つかったために、本当は健康なのにもかかわらず、「私は病気なんですね、どうしたらいいんですか？」と検査結果に振り回される人もいました。

また、自分には症状があるからそれを説明できる病気があるはずだ、検査で病気を見つけないといけない、とこだわる方もいます。

頭痛やめまいがするからと頭のＣＴ・ＭＲＩ検査などを希望して来られた方で、話を聞いて診察して、「たぶん、ＣＴ・ＭＲＩをしても異常はまず見つからなそうなので、検査は不要ですよ」とお伝えすると、「違う病院でも一度ＣＴ・ＭＲＩをして異常がなかったと言われたけど、絶対にこの症状は病気があるはずなんです。検査してください」と言われて、答えに困ったこともあります。

ほかにも、検査の前に「まずは診察を」と言って診察を進めていたら、「検査を受けにきたのであって、あなたに話をするために来たのではない！」と患者さんから言われたこともあります。

検査結果に振り回されないためのリテラシーを!

こういったケースは、**検査結果に対する過度な信頼、誤解から生じることが多いようです。時には、検査に対する患者さんと医療者の認識の違いから誤解や齟齬が大きくなり、へたをすると医療不信につながってしまうこともあります。**

ただ、ここ20、30年の画像検査の進歩を考えると、この過度な信頼というのは、ある程度はしかたないとも思います。たとえば、画像検査の一つであるＣＴ検査は、１９７０年代になって出てきた検査ですが、当時は1回の検査に5分以上かかっていました。今は1分もあれば、0・5〜数㎜の厚さで身体の内部を調べることができます。

自分自身も、医者になる前に医学部に在籍していたときに、「検査＝信頼できるもの」という考えがありましたし、友人・知人・親族などが体調不良のときには、「病院に行ったら」ではなく、「病院に行って検査をしてもらったら」と無意識のうちに話していたぐらいです。

医者になった今も、医学生を相手に、病院実習や勉強会などで検査の話をしていますが、やはり当時の私と同じように誤解している学生は多いようです。

そういう私にも、反省すべきことはあります。病院で患者さんに接して検査を受けるかどうかを提案する場合には、検査を受けるとどういうことになるのか、検査結果が異常だとどういう意味で、逆に正常だと何が考えられるのか、また検査結果次第で今後、どういう選択肢・未来があるのか——そういったことをなるべく説明したうえで、検査を受けるかどうかを決めていただいていますが、現実には外来が混雑していると十分な説明ができず、とりあえず検査を受けてもらうだけになることもありました。

また、患者さんの検査結果を、患者さん自身でなく家族や職場の方が見ることもあり、検査結果だけが一人歩きして間違った解釈をされることもありました。

私は「検査」に関して、このようなことがたくさん起こるのを見てきましたので、この本を書くことを決意しました。

まず、みなさんに検査の曖昧さについて知っていただき、**検査結果に振り回されずうま**

くつきあうにはどうしたらいいかを、一人でも多くの人に知っていただきたいと思ったからです。

もう一度言いますが、検査は必ずしも正確な結果を示すものではなく、曖昧なものです。**受けなくてすむ検査を、受ける必要はないのです。**

この本を通じて、みなさんに「検査ってこういうものだったのか」と知っていただき、これから検査と上手につきあっていただければと思います。

もくじ

第2部

第1章

検査との正しいつきあい方

検査のよくある誤解

第2章

その検査、本当に必要ですか？

――検査を受ける前に、これだけは考えましょう

第1部

こんな症状なら検査は必要なし！

――「自分診察」でここまでわかる

検査というものは、意外と曖昧なものです。インフルエンザの検査は、精度がだいたい80〜90%程度というデータもあります。

この数字が正しいとすると、10〜20%の割合で、正しくない結果が出るということになります。

そして、検査自体は曖昧だからこそ、その検査を役立てるためには、**検査をする前に対象者をしっかり絞ったり、病気の可能性がどのくらいか見積もったりすることが非常に大事になってきます**（くわしくは、第2部第1章でお話しします）。

でも、変な話ですよね。病気があるかどうかを調べるために病院に行くわけで、病院に行った時点で病気があるかどうかなんてわからないんじゃないか、と思いませんか？

検査をする前に、本当に病気の可能性があるかどうか、調べることなんてできるのでしょうか。

医者はどのように考えて診断を下しているのか

医者は、検査をした方がいいかどうかをどう判断するのか？

それを探るのが、患者さんの話を聞く「問診」、患者さんの呼吸の仕方や皮膚の色、全身を見る「視診」、皮膚の張りを触って調べたりお腹を押したりする「触診」、胸の音やお腹の音を聴く「聴診」などの「診察」です。

第1部では、この〝診察〟というものは実際どのように行われているのか、医者が頭の中で「検査しなくても大丈夫かな」と判断するプロセスについて、よくある症状であるめまい、胸痛、腹痛、頭痛を例に紹介していきます。

たとえば、盲腸（虫垂炎）は、どのように診察するのでしょうか。

盲腸は、お腹の虫垂というところに炎症が生じる病気ですが、お腹の痛みは最初はヘソ周り・みぞおちにあって、徐々に痛みの部位が右下に移動していくことがよくあります。腹痛のあとに嘔吐がくるのも、盲腸に特徴的な症状の一つです。

この**「移動性の痛み」「腹痛のあとの嘔吐」があるかないかを診察することがポイントになります。**

実際の診療現場で、腹痛と嘔吐を訴える方が病院に来られると、医療者の頭の中には、虫垂炎(盲腸)、単純性便秘、腸閉塞、膵炎、胆嚢炎といった病気の名前が10～20個ぱっと出てきます。

そして、それぞれの病気ごとの特徴を知っているので、患者さんの話を聞いていくなかで判断するのです。たとえば、患者さんから「最初はヘソのあたりが痛かったのに、徐々に右下の方に移動してきて……」という情報を手に入れると、「腹痛」の中でも「移動性の痛み」があるから虫垂炎の可能性が上がった、胆嚢炎だと移動性の痛みはほとんどないから可能性は下がった、と考えていくわけです。

あるいは、「お腹が痛かったんですけど、しばらくして吐きました」という情報だったとします。嘔吐と腹痛のうち、嘔吐が先にくる病気と、腹痛が先にくる病気とがあるのですが、虫垂炎なら腹痛のあとに嘔吐がくるため、「移動性の痛み」に加えて「腹痛が嘔吐より先にきた」し、虫垂炎の可能性がより高くなったと考えていきます。

症状から病気は推理できるのか

「症状から病気を推理する」というのは難しそうですが、普段私たちがしている頭の思考に近いものがあります。

身近な例だと、恋愛関係での告白がそうですよね。恋人未満、友達以上の関係で、「告白したらつき合ってもらえるかどうか」なんてまさにそうです。「つき合えるか、つき合えないか」を「病気の有無」に置き換えると、「会うときの服に気を使ってくれているかどうか」「メールがすぐ返ってくるかどうか」などが「診察」になります。

告白して断られるのはけっこうダメージになるので、そういうことを考え合わせて「いけそう」、と判断して告白しますよね（もちろん、玉砕覚悟の告白もありますが）。

「メールがすぐ返ってくるかどうか」の確率なんて誰も計算したことがないと思いますし、

計算できるほどそういう個人的な経験がある人はかなり限られますが、医療と恋愛との違いは、前者の場合には「移動性の腹痛があるかどうか」などの確率が、**過去の膨大な例を対象とした研究からだいたいわかっているので、診察で病気の有無をある程度推察することができる**点です。

では、気になる人が多いめまい、頭痛、胸痛、腹痛について、検査なしでどこまでのことがわかるのか、くわしく見ていきましょう。

なお、この第1部では、主に救急外来に来られた患者さんを念頭に話を進めていきますが、みなさんも気になる症状があるようでしたら、自分も病気の可能性があるかどうか、それぞれのフローチャートでぜひチェックしてみてください。

□そのめまいは、脳梗塞が原因か？

「めまい」は、病院にいるとよく見る訴えですが、診療をするうえでわかりにくく、医療者にとってストレスの多いものの一つです。

というのは、一口にめまいといっても、いろいろなタイプがあり、それにともなって原因も多岐にわたるからです。

まず、そのめまいが脳梗塞によるものかどうかを判定するのに役立つ4つのポイントを見ていきましょう。

脳梗塞かどうかを見極める4つのポイント

Point ❶ 年齢は何歳か？

Point ❷ 神経の麻痺があるか？

Point ❸ どんなめまいか？（ぐるぐる回るめまい、ふわっとするめまいなど）

Point ❹ 回転性のめまいの場合、安静にすると1分ぐらいで落ち着くか？

このポイントをフローチャートにすると、次のページのようになります。

めまいの症状が気になる方は、病院で検査を受ける前にやってみてください。

なぜめまいが起こるのか

めまいというのは、だいたい体のバランス感覚がくずれた状態のことをいいますが、人の体のバランスをとる機能というのはよくできています。

そのめまいは、脳梗塞が原因か？

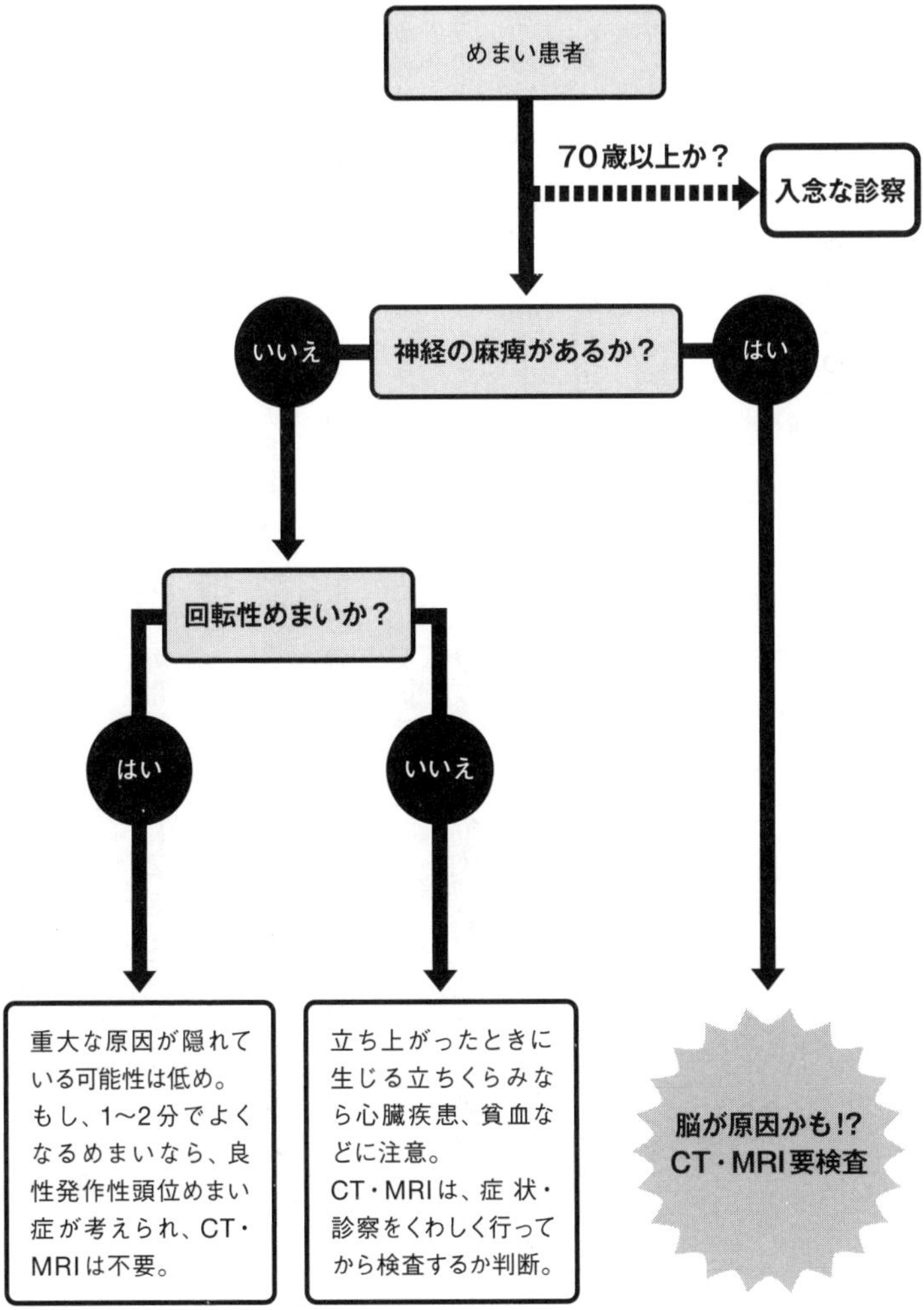

哺乳類の中でも、二本足で歩く動物はほとんどおらず、人間だけと言っていいでしょう。二本足でバランスをとるのは非常に大変で、またバランスをとりながら歩行移動するのはもっと大変です。二本足で立つロボットの開発は、本当に難しそうですよね。

人間が歩く場合、目から入ってくる視覚情報、いま頭がどのように動いているかの情報を得る三半規管(耳の近くにあります)、いま筋肉がどのくらい収縮しているかをモニタリングする筋肉内の神経、それらを統合して今の身体の状況を判断する脳と、さまざまな器官や臓器がそれぞれに働いてバランスをとっています。

ということは、脳が損傷してもめまいは起こりますし、筋肉に行っている神経が壊されても、あるいは耳の近くの三半規管が損傷しても、めまいは生じるということになります。

ほかにも、頭に行く血液が足りなくて脳が十分働かなくても、胃潰瘍で貧血になっても、心筋梗塞などで心臓が血液を脳に送ることができなくなっても、めまいが起こることがあります。

めまいの原因は多岐にわたる

ある統計によると、救急外来に来た100人のめまいの原因は、

- **耳が原因のもの（末梢性前庭障害）　40〜50人**
- **脳梗塞など脳が原因のもの　0〜5人**
- **心臓などが原因のもの　0〜10人**
- **精神的な疾患が原因のもの　10〜20人**
- **そのほかの原因がよくわからないもの　30人**

という報告があります。

めまいで病院に来られた方のうち、どの原因が多いのかは、過去に何度も研究結果が報告されています。

めまい患者がいる場所（専門病院なのか、救急外来なのか、診療所なのか）や患者層（高齢者が多い地域など）によって変わってきますし、地域によってもばらつきはあります。

私自身、倉敷中央病院で働いていたときに、夜間（AM0〜9時）に救急外来を受診した患者さんの症状と、その方が入院したかどうか、入院したときの病名は何かを1年間調べたことがあります。

そのときは、救急外来に来られた約4000人のうち、めまい、ふらつきを訴えた方が約1割（290人）。救急外来なので、見逃したらいけない命にかかわる病気以外（たとえば三半規管が原因の場合）は、最終的な原因はわからず帰宅になります。命にかかわるような脳が原因のめまいが5人（1・7％）、心臓が原因の人が3人（1・0％）、胃潰瘍などによる貧血の人が6人（2・0％）でした。

このように、めまいの原因は多岐にわたり、また脳や心臓など命にかかわるめまいというのは頻度としては多くはありません。また、患者さんからみると、めまいの原因は「耳（三半規管の障害）」か「脳（脳梗塞など）」というイメージが強いのが難しいところです。

めまい症状で病院を受診される患者さんのうち、やっぱり一番心配されるのは「脳梗塞かどうか」で、「めまいの原因が脳かどうか心配だから、頭のCT・MRIを撮ってほしい」

救急外来を受診しためまい、ふらつきの患者数（年代別）

（2010年8月～2011年7月　AM0時～9時）

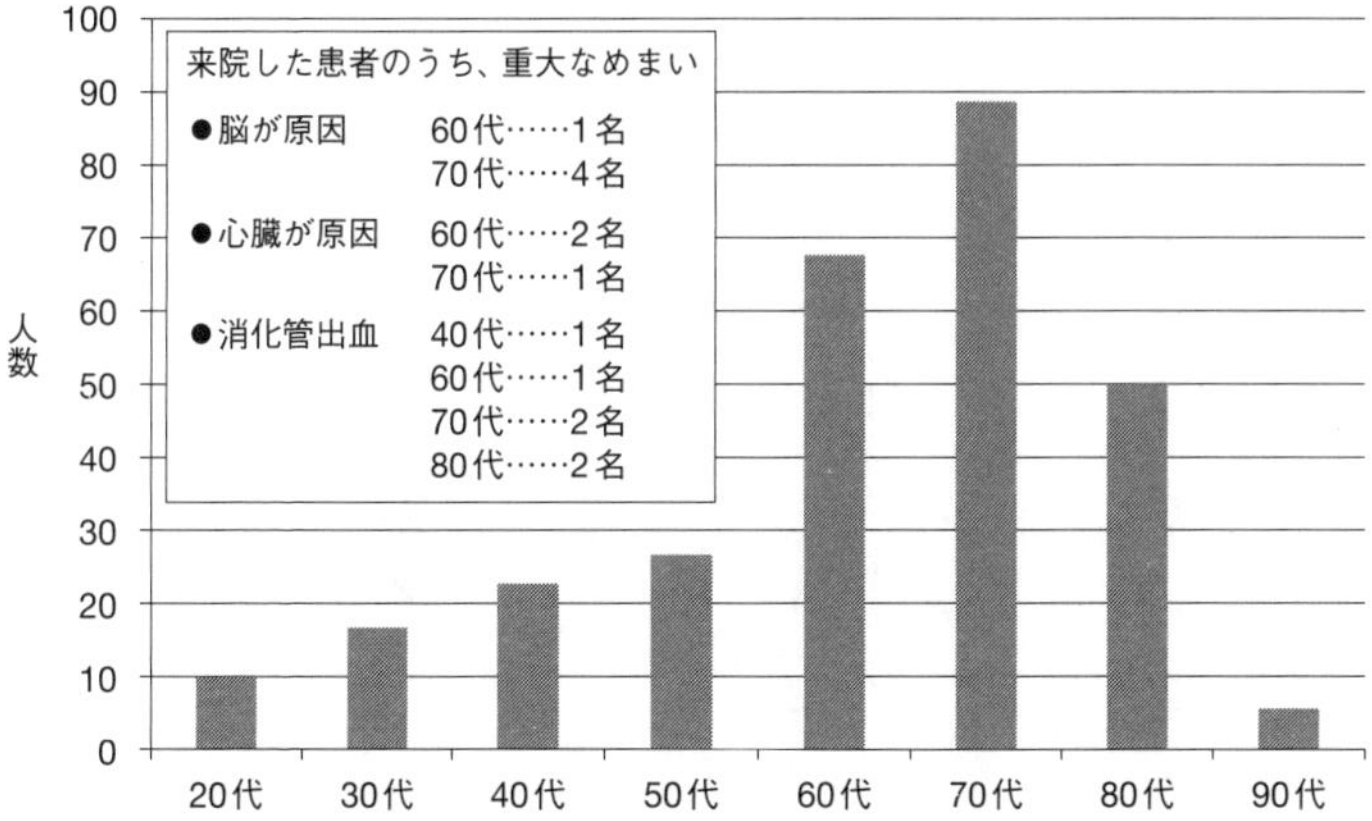

という相談はよく受けます。

患者さんの話を聞いて診察すると、そのめまい症状は、心臓が原因なのか、耳が原因なのか、頭が原因なのかは、ある程度推測できます。しかし、「この人は、脳が原因ということはまずないな」と判断してその患者さんに伝えても、「頭部CTやMRIを撮ってもらわないと安心できません」と返事をされて、答えに窮することもあるのです。

医療者からみても、「脳が原因のめまい」というのは絶対に見逃すわけにはいきません。そのため、めまいの患者さんのうち、「頭が原因かどうか、CT・MRIを撮った方がよいかどうか」を調べるべく、簡単な質問とし

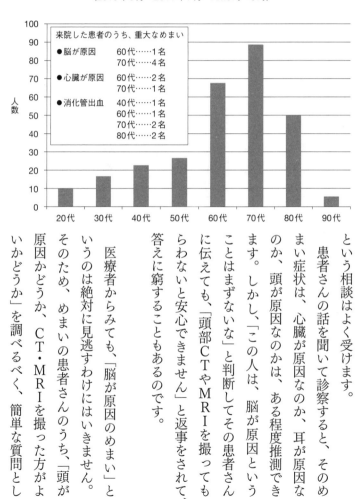

て普段4つのことを意識して患者さんに聞いています。
それが、22ページの4つの質問です。
では、順を追って、見ていきましょう。

Point ❶「年齢は何歳か?」

どんな人にCTやMRIが必要か。まず、医者が気にするのは「年齢」です。

脳梗塞自体は血管が詰まって生じますが、基本的には若い人の血管は丈夫です。水道のホースを長い間使用すれば疲労するのと同じで、血管も長年たつと疲労し破れたり詰まったりするため、やはり年齢が上がれば上がるほど注意が必要です。

年齢が上がるほど重大なめまいであることが多くなりますが、**70歳を超えるとかなり気をつかった診察が必要です。**逆に、めまいの人のうち脳が原因なのは2%程度と少なく、また脳梗塞の発症年齢は90%以上が50歳以上のため、50歳未満のめまいの方は「脳梗塞の可能性はまずないだろう」と考えます。

実際に、救急外来を深夜帯に受診した1年間の患者さんの中でも、脳が原因でめまいになった方は全員60代以降で、50代未満の方は1人もいませんでした。

Point ❷「神経の麻痺があるか？」

次にポイントになるのは、「神経の麻痺があるかどうか」です。

めまいというのは、感覚の異常を表現した感じですが、もし脳梗塞であれば、めまい以外の感覚の障害や運動の障害が生じていることがほとんどです。

たとえば、**手が動かしにくい、うまくお箸を持てない、うまく話せない、といった症状があれば、まず脳梗塞を疑います。**

Point ❸「どんなめまいか？」

次に気になるのは、「めまいの症状がどのようなものか」です。

めまいといっても、原因が多岐にわたり、また症状も人によってそれぞれです。ふわっとする感じをめまいという人もいれば、まっすぐ歩けないのをめまいという人もいます。

そこで、患者さんからめまいがどういう状況で、どのように生じたかを聞きます。

回転性のめまいか？

よくあるのは、目が回る感じです。たとえば、メリーゴーランドを高速で回転させたり、バットに頭をつけてぐるぐる回ったあとに目の前が右から左に流れる感じ。こういう目の前が流れていく感じを「回転性めまい」といいます。

流れる方向はいくつかあって、横に流れるもののほかに、縦に流れるもの、時計の針が高速に動くように目の前が回転するものなどがあり、これらも「回転性めまい」といわれます。


もし、患者さんのめまいが**回転性めまいの場合、心臓や脳が原因の可能性は低くなり、耳の近くにある三半規管が障害されてめまいが生じている可能性が上がります。**

この三半規管というものは、半規管が３つ組み合わさってできています。半規管は、中

半規管の仕組み

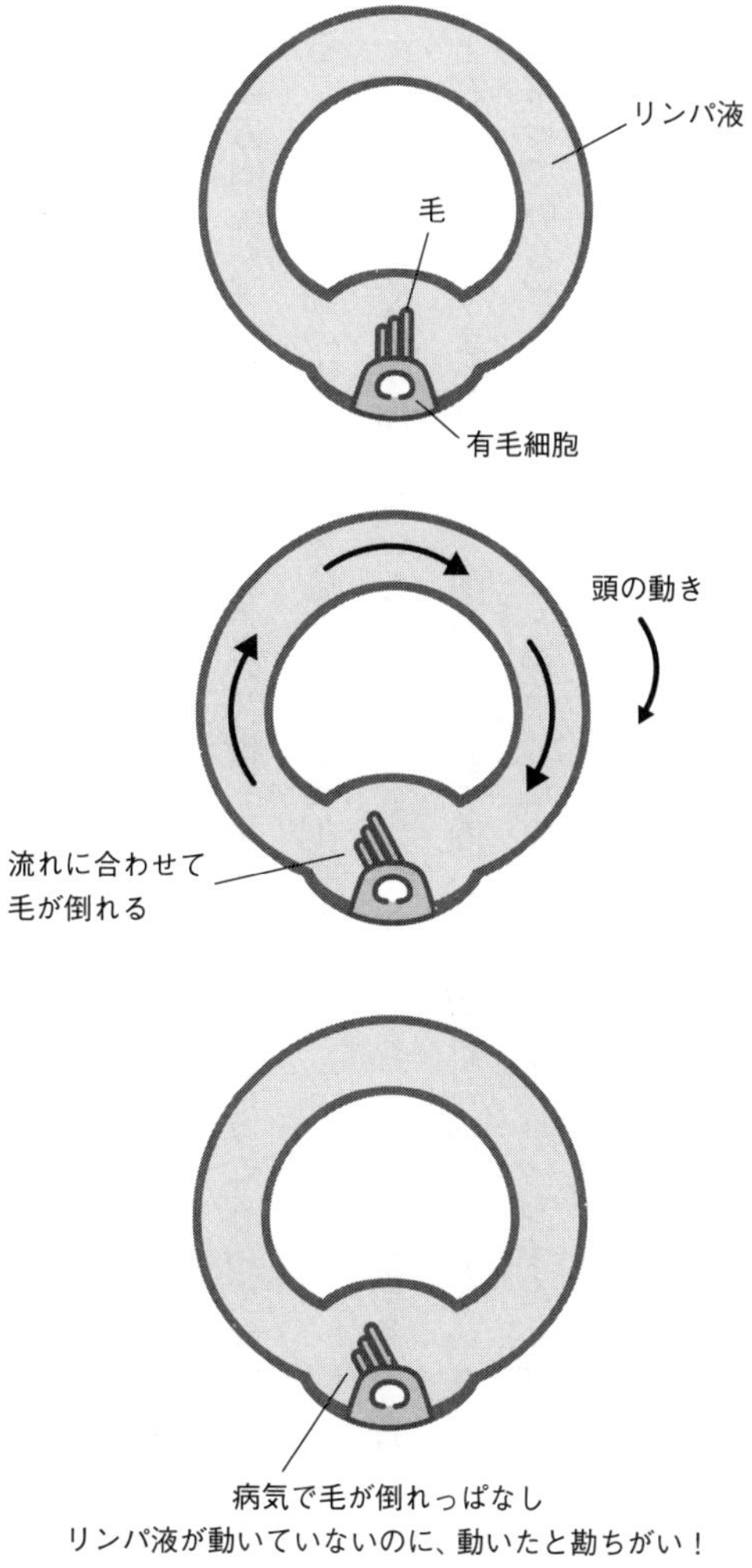
リンパ液
毛
有毛細胞
頭の動き
流れに合わせて
毛が倒れる
病気で毛が倒れっぱなし
リンパ液が動いていないのに、動いたと勘ちがい！

が空洞のドーナツのようなもので、その中をリンパ液が流れています。
人が頭を動かすとそのリンパ液が動き、液体が動くと有毛細胞（毛を持っているのでこう呼びます）の毛が流れます。その結果、「頭が○○方向に動いた」と感じます。

半規管1個だけだと平面の動きしかわからないので、3つが合わさって水平方向、垂直方向、回旋方向（数学でいうと、それぞれX軸、Y軸、Z軸のようなものです）の動きを把握することで、空間の中での頭の動きを正確に把握します。

たとえば、まっすぐ前を向いているときに「回れ右」をしたら、目は頭の動きと連動して、ちゃんと右側を見ますよね。決して頭だけが右を向いて、両目は前を向いている（つまり、左に目が寄っている）というようなことが生じないのは、三半規管がちゃんと機能しているからです。

この三半規管のうち、もし水平方向を担当している半規管が障害されて、31ページの下の図のように有毛細胞の毛がずっと倒れっぱなしになると、頭はずっと水平方向（たとえば右方向）に動いていると感じてしまいます。

現実には頭が動いていないのに、「右方向に動いている」と頭が認識してしまうと、まっすぐ前を見ていても眼は右に動いてしまいます。そうすると、眼の前の視界が流れるような視界になります。

そのため、こういう「回転性めまい」の場合には、三半規管が原因のめまいの可能性が高くなるのです。

立ちくらみがするか？

そのほか、めまいの症状としてよくあるのが、**目の前が暗くなって意識が遠のく感じ**です。よく聞く別の言い方をすると「立ちくらみ」のことで、医学的には目の前が暗くなるので「眼前暗黒感」と表現します。

この意識が遠のく感じ、目の前が暗くなる感じとは、脳に行く血液が足りなくなった（脳に行く酸素がなくなった）ために生じる状態で、心臓が悪くなった場合や、貧血などが原因でなります。

人間は横になった状態では、心臓と頭の位置は同じ高さです。横になった状態から立ち上がると、心臓から見て頭は高い位置にあるため、重力に負けないようにたくさんの血液を送り出さないといけません。もし、心臓に病気があってたくさんの血液が送り出せないと、この眼前暗黒感・めまいが生じるのです。

また、心臓が大丈夫でも貧血などで送り出す血液自体が失われて足りない場合も、立ち上がったときに十分な血液を脳に送れないために、このようなめまいが生じます。

こういう**眼前暗黒感タイプのめまいの場合は、頭部CTやMRIなどの検査が役立つ可能性は相対的に低下します。**

「回転性めまい」「眼前暗黒感」以外にあるのは、「浮動性めまい」と「平衡障害」です。

「浮動性めまい」はふわっとした感じで、はっきりとめまいの症状がわからない状態です。本人に聞いても、「なんか変な感じ」とか「回転はしていないような気がするし、目の前が暗くなるわけではないけど、なんとなく」といった表現をされます。

この浮動性めまいの場合は、もう少し話を聞いて診察をしてから、原因の場所のあたりをつけていきます。

「平衡障害」というのは、まっすぐ歩いているつもりなのに、どんどん横に傾いていくといった症状で、この場合は何らかの神経が傷んだ場合に生じることが少なくありません。

どんな症状かによっても異なりますが、ＣＴ・ＭＲＩを行うことが必要になることが多いと思います。

Point ❹「回転性めまいが１分ぐらいで落ち着くか？」

Point3で、どんなめまいか聞くことで原因はある程度予想がつくとお話ししました。

そのうち「回転性めまい」は、三半規管が原因の可能性があるため、ＣＴ・ＭＲＩ検査はあまり必要ないことがあります。

その中でも、「めまいが1分くらいで落ち着くかどうか」は、ＣＴ・ＭＲＩが必要かどうかを見極める非常に大事なポイントになります。

「1分で落ち着く」といっても、めまいが1分できれいさっぱりなくなるというわけではありません。頭を動かしたり体を動かしたりしようとするとめまいが生じるが、安静にして動かないでいると1、2分でめまいが落ち着くような症状のことです。

この場合は、**「良性発作性頭位めまい症」という病気が一番に考えられます。**

2012年、サッカー日本女子代表、なでしこジャパンの澤穂希選手がこの病気になったので、病気の名前を聞いたことがある方もいらっしゃるかもしれません。

この良性発作性頭位めまい症は、三半規管のリンパ液の中に異物が混じってしまった状態といわれています。31ページの図で示したように、頭を動かすと三半規管内のリンパ液が動き、その結果として有毛細胞の毛が傾くことで、人は「いま頭が動いている」と認識します。

しかし、石などの異物があると、動きはじめはいいのですが、動きを止めたあとも異物が慣性の法則で動いてしまうので、頭を止めているにもかかわらず、「頭が動いている」と感じてしまうのです。

その結果、現実には「頭を止めている」にもかかわらず、リンパ液が動いているため、「頭が動いている」と感じてしまい、その差がめまい感・回転している感じになるわけです。

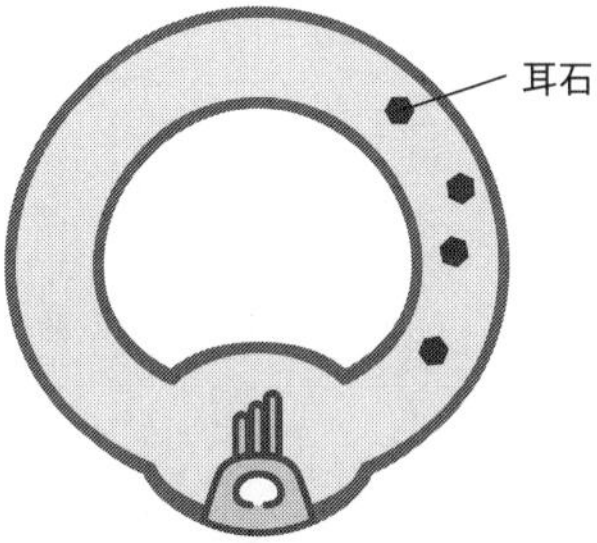

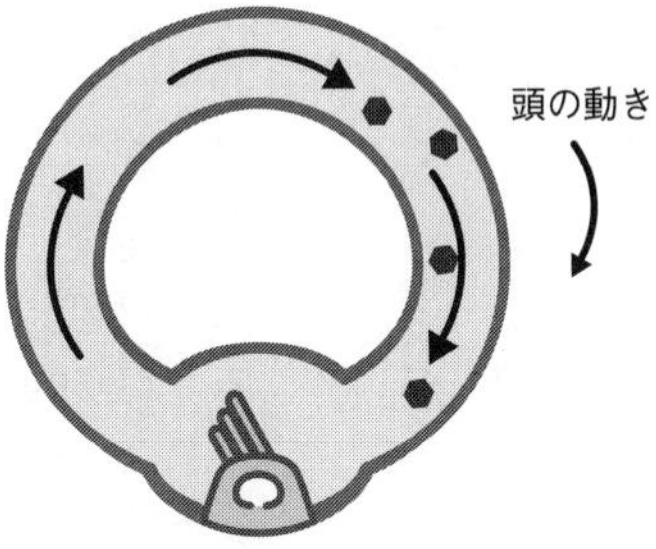

耳石があると、動きを止めたあとも
慣性の法則で動いてしまうので、
頭が動いていると感じてしまう

もちろん、頭を止めてしばらくすると石の動きも落ち着いてくるため、めまいも収まってきます。石の動きが落ち着くのにだいたい1、2分かかるので、この病気の症状も安静にすれば1、2分で落ち着きます。

「良性発作性頭位めまい症」は非常に長い名前ですが、基本的には症状をそのまま表しています。「良性」(つまり、放っておいても脳梗塞などの怖い病気になるわけではない)、「発作性」(突然起こる)、「頭位」(頭を動かすと生じる)、めまい症のことで、特に薬を使用しなくても治る病気です。

「耳石はMRIで見えるのでは?」と質問される方もいますが、リンパ液の流れている三半規管の断面積は大きくて数㎜で、その中の耳石となると顕微鏡で見るレベルの小ささなので、残念ながらMRIでは見ることはできません。

そのため、「1、2分でおさまるめまい」の場合には、CT・MRIの検査はしなくてすむことが多いです。

以上のチェックポイントをまとめると、23ページのフローチャートになります。

このうち、**「70歳未満」「神経の麻痺がない」「回転性めまい」の3つが該当すると、重大なめまいが隠れている可能性は低くなるので、頭のCTやMRIによる検査が役立つ可能性も低くなります。**

また、これに加えて、「1、2分で改善するような回転性めまい」であれば、脳が原因のめまいの可能性はぐっと下がります。

実際、2010年8月からの1年間で倉敷中央病院を深夜帯に受診した、脳が原因のめまい患者さんは、全員「70歳以上」「神経の麻痺がある」「回転性めまいではない」のどれかが当てはまっていました。

もちろん、たった300人程度のめまい患者を調べただけなので、このチェックポイントが完璧だとはいえません。全国で見てみれば、救急外来を受診するめまい患者さんは年間で数万人はいるでしょうから、その中には40代、回転性めまいなのに脳梗塞だったという方もいると思います。

また、検査前の病気（脳梗塞の可能性）にも気をつける必要があります。

たとえば、もともと脳の血管に異常がある人や、未治療の高血圧や高脂血症、肥満がある人、今までに脳梗塞になったことがある人は、たとえこれらのチェックポイントを調べて脳が原因の可能性が低くても、普通の人（脳血管の異常や未治療の高血圧などがない人）に比べて、脳梗塞の可能性が多少高いことには注意する必要があります。

あくまで、これらのチェックポイントは脳が原因と判断してCT・MRI検査をするかどうかに絞ったものです。めまいのうち、脳以外の場所を原因とする病気があることも忘れてはいけません。

ここで言いたいことは、医療者はこういうチェックポイントを使って、「この患者さんの原因は脳かな、それとも脳以外かな」といった判断をして、CTを撮るか、それとも脳以外を疑って貧血や心臓の異常を調べるために血液検査や心電図検査をするか、といった次の検査を考えているということです。

column

めまいに対するCT・MRIは、脳梗塞を見つけるため？

めまい患者の中には、「脳梗塞が心配だからCTを撮ってほしい」「MRIを撮ってほしい」と言って病院に来る方がいらっしゃいます。

確かに、CTやMRIは脳梗塞を診断することができる検査です。私たち医療者も、脳梗塞の方に説明するときには、MRIの画像を示しながら、「この白くなっているところが、脳の血管が詰まったところです」といった形で説明しています。

「脳梗塞」の説明にCT・MRIを使うためか、患者さんの中には「脳梗塞を見つけるには（あるいは否定するには）、CT・MRIが必要」とイメージされている方が多いようです。

一方で、医療者が脳梗塞を診断するのにCT・MRIを使用するとき、心の中では、「CT・MRIの結果を見る前から」脳梗塞と思っていることはよくあります。

特に、手足が動かしにくい、話しにくいといった神経麻痺が急にきている方の場合には、症状から病変の位置を推測して、「脳のあのあたりに、脳梗塞か何か病変があるに違いない」と思いながら、CT・MRIを撮像しています。

つまり、医者が脳梗塞を疑っている場合、CT・MRIは「診断の確認作業」のため(とその後の治療方針を決めるため)に撮像しているわけです。

もちろん、「脳梗塞かどうかよくわからない」ために撮像するCT・MRIもありますが、そういう場合にCT・MRIで異常が見つかることは、やはりほとんどないのです。

脳梗塞の診断においても、CT・MRIが脳梗塞を見つけるわけではありません。医者が診察を行うなかで、「この人は脳梗塞らしいな」と判断し、その時点でCT・MRIを撮像するからこそ、その検査の解釈が容易になるのです。

つまり、妊娠反応検査を男性に対して行わないように、この**CT・MRIもある程度、正しい対象者を絞って行う必要があるのです。**

外来をしていて、「なんでCT・MRIを撮ってくれないんですか？」と言われて撮ることもないとは言えませんが、そういうときに限って、めまいと関係のないところに画像検査上の異常所見が見つかって、「画像上は異常がありますが、めまいの症状と合致した異常はないので、この異常は気にしなくていいと思います」という、本当によくわからない説明をすることになるのです……。

□その胸痛は、心筋梗塞が原因か？

次は「胸痛」について見ていきます。救急外来では、比較的多い訴えの一つです。胸痛の原因にもいろいろあります。その中でも命につながる危険な病気として、

・肺が破れた「気胸」
・細菌などが肺で増殖した「肺炎」
・心臓の血管が詰まった「心筋梗塞（急性冠症候群）」
・心臓から出た太い動脈が損傷した「大動脈解離」
・食道が破れた「食道破裂」

などがあります。

なかでも、救急外来でよく心配される病気としては、**「心筋梗塞」**があります。

心筋梗塞かどうかを見極める4つのポイント

○心筋梗塞らしくない症状
Point ❶－1 胸を触る・押すと痛むか？
Point ❶－2 深呼吸をすると痛むか？
○心筋梗塞らしい症状
Point ❷－1 左腕、右肩が痛むか？
Point ❷－2 冷や汗・発汗、吐き気がするか？

これをフローチャートで表すと、次のページのようになります。

その胸痛は、心筋梗塞が原因か？

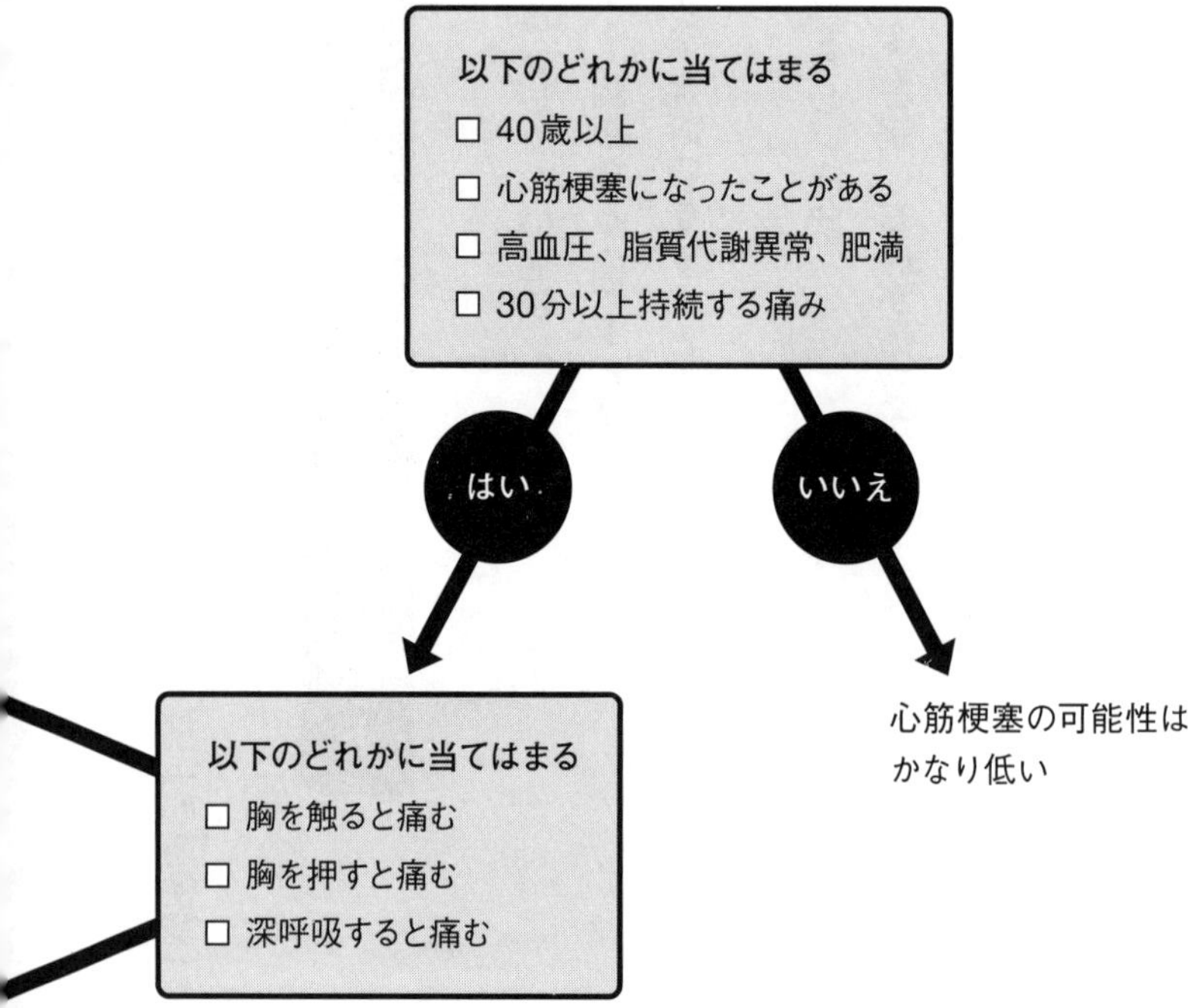

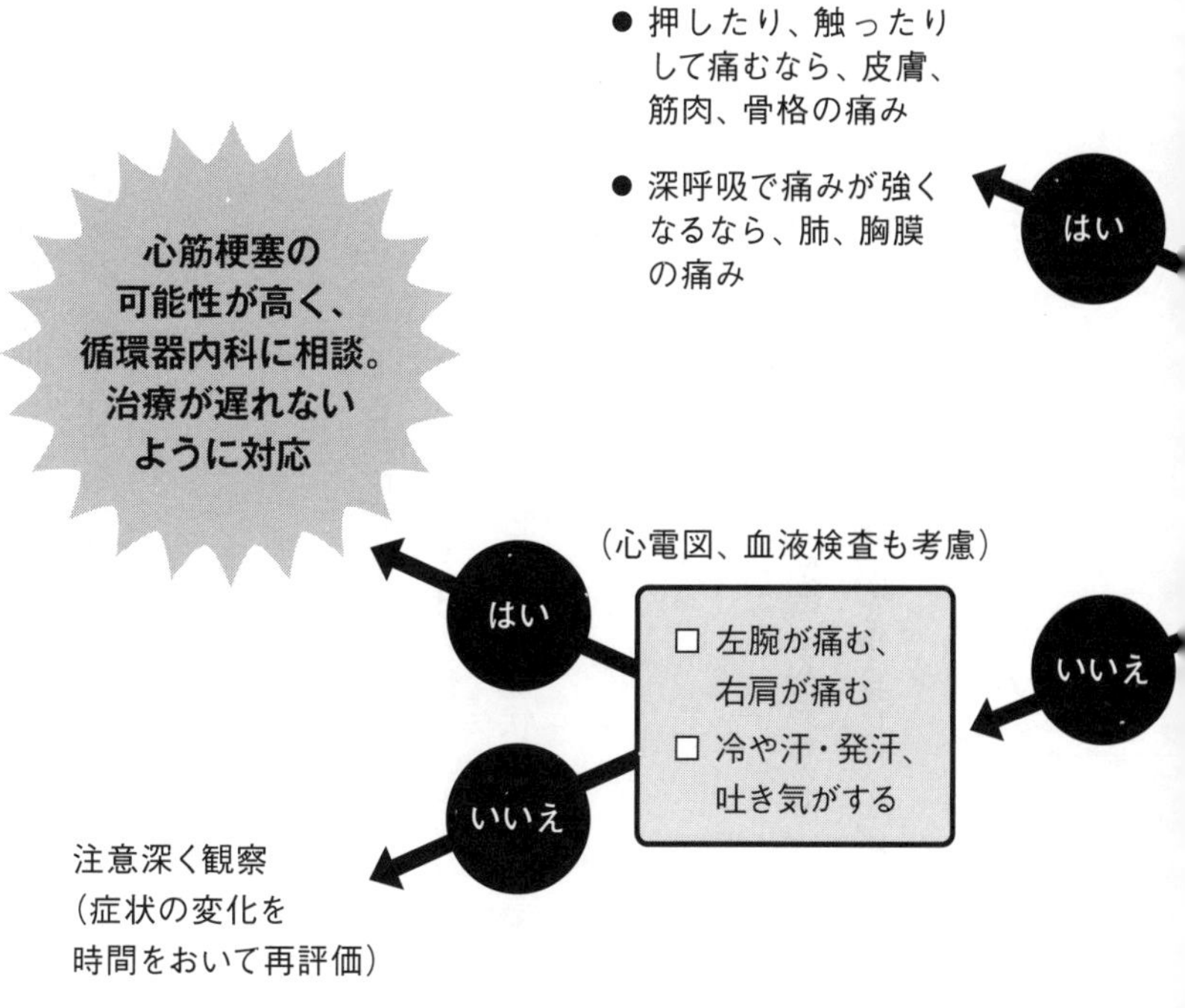
● 押したり、触ったりして痛むなら、皮膚、筋肉、骨格の痛み
● 深呼吸で痛みが強くなるなら、肺、胸膜の痛み
はい
心筋梗塞の可能性が高く、循環器内科に相談。治療が遅れないように対応
（心電図、血液検査も考慮）
はい
□ 左腕が痛む、右肩が痛む
□ 冷や汗・発汗、吐き気がする
いいえ
いいえ
注意深く観察（症状の変化を時間をおいて再評価）

この４つのポイントの前に、**「40歳以上」「心筋梗塞になったことがある」「高血圧、脂質代謝異常、肥満」「30分以上持続する痛み」**という前提条件があることに注意してください

そもそも、心筋梗塞とは？

心筋梗塞は、胸痛の中では比較的多い病気であり、ある程度年齢を重ねると、程度の差はあれ、心筋梗塞になる方がいるため、よくテレビなどでも取り上げられています。

テレビ番組で胸痛の特集があると、翌日ぐらいに「私、テレビと同じ症状だったので心筋梗塞だと思うんです！」と言って来られる方もいるぐらいです。

まず、心筋梗塞について簡単に説明しましょう。

人間の体には血管を通じて全身に血液が流れており、血液には酸素や栄養素など、人間にとって必要なものがたくさん含まれています。心臓は、その血液を全身に送るポンプのような役割を担っています。

心臓自体にも冠動脈という血管が走っているのですが、心筋梗塞はこの冠動脈が詰まっ

て心臓に栄養が行かなくなってしまって栄養不足になり、死に至ってしまう病気です。

胸痛を訴えてきた救急患者のうち、2割近くは心筋梗塞（急性冠症候群）が含まれているといわれています。

もちろん、胸痛になった方が全員病院に来られるわけではないので、胸痛があったからといって2割の可能性で心筋梗塞、というわけではありません。胸痛があって病院に来るほどしんどい方、もちろん動けないほどしんどい胸痛があって救急車で運ばれてくる人などを含めて、そのうちの2割です。

心筋梗塞の治療には、詰まってしまった冠動脈を再度開通させるものがあります。詰まってしまった部位にしぼんだ風船をはめて、風船を膨らませて拡張させたり（バルーン拡張術）、拡張したところに金属でできた筒（ステント）をはめこんだりすることで詰まった冠動脈を拡張させ、心臓に酸素や栄養分を送っている血液が再度流れるようにするわけです。

心筋梗塞の場合、なるべく詰まっている時間を短くさせた方が、心臓へのダメージが少

なく、その後の後遺症が少なくなります。そのため、病院を受診してからバルーンで拡張するまでを「ドア to バルーン」と呼ぶのですが、このドア to バルーンをいかに短くするかが救急外来の腕の見せどころとなっています。

病院によっては、「胸痛」患者が来られたときに、窓口で症状を聞いて心筋梗塞が強く疑われる場合、救急担当の医師ではなくバルーン拡張を担当する循環器内科医師が直接診るところもあります。

このとき、医師はどんなことに重点を置いて見ているのか、チェック項目をあげてみましょう。

《心筋梗塞らしくない症状》

Point ❶-1 「胸を触る・押すと痛むか?」

心筋梗塞は、心臓の筋肉・心筋に血液が行かなくなって栄養不足となるために胸痛を生じます。よくある表現の仕方だと、**「絞られるような、押しつぶされるような」感じ**になり、そのほかには胸を強く圧迫されるような感じになります。

心筋梗塞らしくない痛みの表現としては、たとえば洋服を着るときに服が胸にこすれて痛むといったものです。これは、帯状疱疹などの皮膚や皮膚周囲の病変の表現で、体の深部にある心筋梗塞の痛みとはちょっと違ってきます。

また、胸のある部位を押されると痛む、体をひねると痛むといった、何かしらの圧迫刺激で痛むのも、心筋梗塞らしさがありません。

こういう**「押すと痛む」というのは、筋肉の病変や骨折などに特徴的です。**たとえば、腕の骨折で、患部を触られたり動かそうとしたりすると激痛が走ると思いますが、それに似たものです。

心筋梗塞は胸の奥の痛みなので、「胸のあたりを押したら痛む」と言われると、ひとまず心筋梗塞ではないのかな、と少し安心します。

Point ❶−2 「深呼吸をすると痛むか？」

また、深呼吸をすると痛む胸痛というのも、心筋梗塞らしくない痛み方です。**心筋梗塞は、心臓自体に栄養が不足して痛んでいる状態のため、呼吸とはあまり関連性はありません。**

人の場合、肋骨に囲まれた空洞（胸郭）の中に肺が入っています。息を吸うと、その空洞の中で肺が膨らみ、息を吐くとしぼみます。深呼吸をすると、肺が大きく膨らむため、胸郭の壁に接します。

もし、胸郭に傷がついた状態（胸膜炎など）だと、深呼吸をしているときに肺が傷のところに接するために胸痛が増悪します。こういう「深呼吸をすると痛む」胸痛というのは、心筋梗塞よりもほかの病気のことが多く、心筋梗塞の可能性は半減します。

もともと心筋梗塞の発症の少ない40歳以下で、こういうPoint1−1、1−2が該当する場合は、まず心筋梗塞の可能性はないだろう、と考えることができます。

深呼吸で胸痛が起こる仕組み

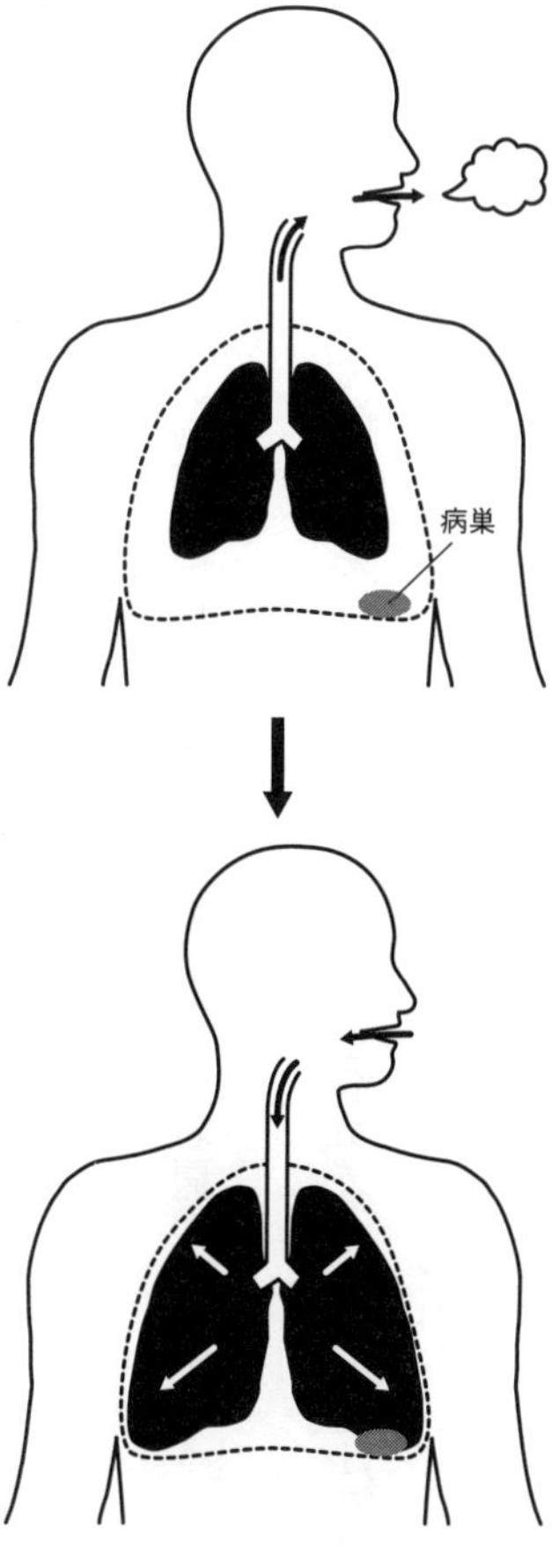

＊黒色で描いてあるのが肺。肺は胸郭の中で膨らんだり、縮んだりして呼吸を行っている。グレー色で描いたように、胸郭に病巣がある場合（胸膜炎など）、肺が縮んでいるときは痛みはないが、肺が膨らむ過程で病巣に接すると、その瞬間に痛みが出る。深呼吸などを行うと、痛みのために呼吸が途中で止まることもある。

《心筋梗塞らしい症状》

Point ❷-1「左腕、右肩が痛むか？」

逆に、**心筋梗塞らしい胸痛の症状として、左腕が痛む、右肩が痛む**ということがあります。

心筋梗塞の痛みは、心臓に血液が行かないことで、心臓がダメージを受けて感じるものですが、痛みというのは脳で感じています。人の身体の神経は全身から、背骨の中の脊髄神経を通って脳に行くのですが、心臓から出た痛み刺激は背骨の1－4胸椎を通って脳に行きます。

この「1－4胸椎」というのは、左腕や右肩に行く神経も通る道なので、心筋梗塞で胸痛があるときに、左腕や右肩も痛むと感じることがあるのです。

もし、**胸痛にともなって左腕や右肩に痛みが生じる場合は、心筋梗塞の可能性が倍ぐらいになります。**また、両腕が痛むことがあると、その可能性は70％（同じ症状の人がいれば10人中7人）まで上がるという報告もあります。

もちろん、胸痛とは関係なく、筋肉痛、肩こりなどで肩が痛むこともあるので、「胸の痛みと肩の痛みがあるから心筋梗塞ですか!?」と思うのは早とちりです。

たとえば、「胸痛」と「腕の痛み、肩の痛み」が生じるタイミングや症状の程度が一致しているかなども加味して、両者が関連しているかどうか、患者さんの話をしっかり聞いて判断する必要があります。

Point ❷-2 「冷や汗・発汗、吐き気がするか？」

そのほか、嫌な症状としては発汗・吐き気があります。これは、心筋梗塞に限らないのですが、**冷や汗・発汗があるような痛みというのはあまりなく、服がびっしょり濡れているような方が来られた場合には、私自身、慎重に診察を進めます。**

Point2－1が当てはまって、かつ胸痛に発汗をともなうと言われた場合には、心筋梗塞、またはそれに準ずるような致死的な胸痛疾患として、すぐに治療に移れるように診察を進めていきます。

ここまで、心筋梗塞らしい症状、らしくない症状をあげました。

そのほか、**心筋梗塞の症状としては、「痛みが30分以上続く」ことがあります。**心臓に酸素や栄養分を送る血管が詰まって、心臓がダメージを受けて生じる痛みなので、一度詰まったらすぐに詰まりが解消することはまれだからです。

また、**「運動などをすると痛みが増強する」のも、心筋梗塞らしさがあります。**運動をすると、心臓はたくさん血液を全身に送り出すために栄養を必要とするにもかかわらず、もともと心臓の血管が詰まりかけているため、栄養が十分にもらえず、相対的に栄養不足で痛みが増すのです。

高血圧や高コレステロール、肥満や喫煙などは心筋梗塞のリスクファクターなので、**「喫煙」などがあてはまる場合にも注意が必要です。**

このようなチェックポイントをまとめると、46、47ページに示したフローチャートのような形になります。

心筋梗塞やその類縁疾患は、比較的発症数が多いため、症状も多彩になります。「50代男性、もともとコレステロール値が高くて、30分続く胸痛で冷や汗もある」といった典型的な胸痛患者さんばかりであれば、フローチャートにそっていけばわかるので悩みは少ないのですが、まれに非典型的なケースにも遭遇します。

確か50代ぐらいの職人さんだったと思いますが、「釘を打つときの左腕の感覚がいつもと違う」と言って来られた方がいました。

これまでに大きな病気もなく、血圧が高いぐらいだったのですが、症状は左腕の違和感だけで、ほかは元気な方だったので、念のため心電図検査で異常がないことを確認して帰宅していただきました。

その方は、翌日も翌々日も同様の症状で来られたのですが、3回目の受診のときに、心電図検査で異常が指摘されて心臓の血管造影をしたところ、心臓の血管が詰まりかけの状態だったのです。

血管の詰まりぐあいが軽度だったので、心電図検査でも異常が見つからず、こういう経過をたどったのですが、やはり職人さんは手の感覚も特殊なんだと驚いたとともに、診察って難しいと思った瞬間でした。

逆に、「テレビを見て、心筋梗塞が心配になって……」と胸がチクチクする感じと肩の痛みを訴えて来られた70代の女性もいました。

私の後輩が主に診察にあたっていたのですが、肩の痛みは以前から肩こりがひどいといわれていて、胸の痛みも1年以上前から全然変わってない方で、心筋梗塞らしくはないと思ったのですが、本人と相談して心電図検査をしました。

すると、心電図検査で心筋梗塞を疑うような所見を認め、さすがに急性心筋梗塞だと話が合わないと思いましたが、後輩が急にあわてだして「急いで循環器の先生にも相談します」と相談したこともあります。

それでも、症状が心筋梗塞に合わないことから、数時間様子を見ることにしました。すると、やはり症状は変わらなかったので帰宅していただいて、その後は外来で様子を見ていただきました。

これなどは、症状などを十分に吟味せず、病気の可能性がどのくらいか考えてから検査をしなかったために、検査結果に振り回されてしまったよい例です。

テレビなどをきっかけに胸痛で受診される方の場合は、テレビと関係なく胸痛で病院を受診した方に比べると病気の割合は低いので、話をして診察して心筋梗塞らしさがなければ、検査をしなくても安心していただいていいと思います。

20〜30代の胸痛と50〜60代の胸痛は同じか？——診察前の病気の可能性を考える

胸痛のそれぞれの症状について、その症状があった場合の心筋梗塞の可能性をあげると、次のページのようになります。さて、「胸痛に加えて両腕が痛む」人は、みんな心筋梗塞の可能性が50〜80％なのでしょうか。

診察においては、その「精度」に加えて、**「診察をする前の病気の可能性」も考慮する必要があります。「年齢」もその一つです。**

心筋梗塞の可能性が高い症状

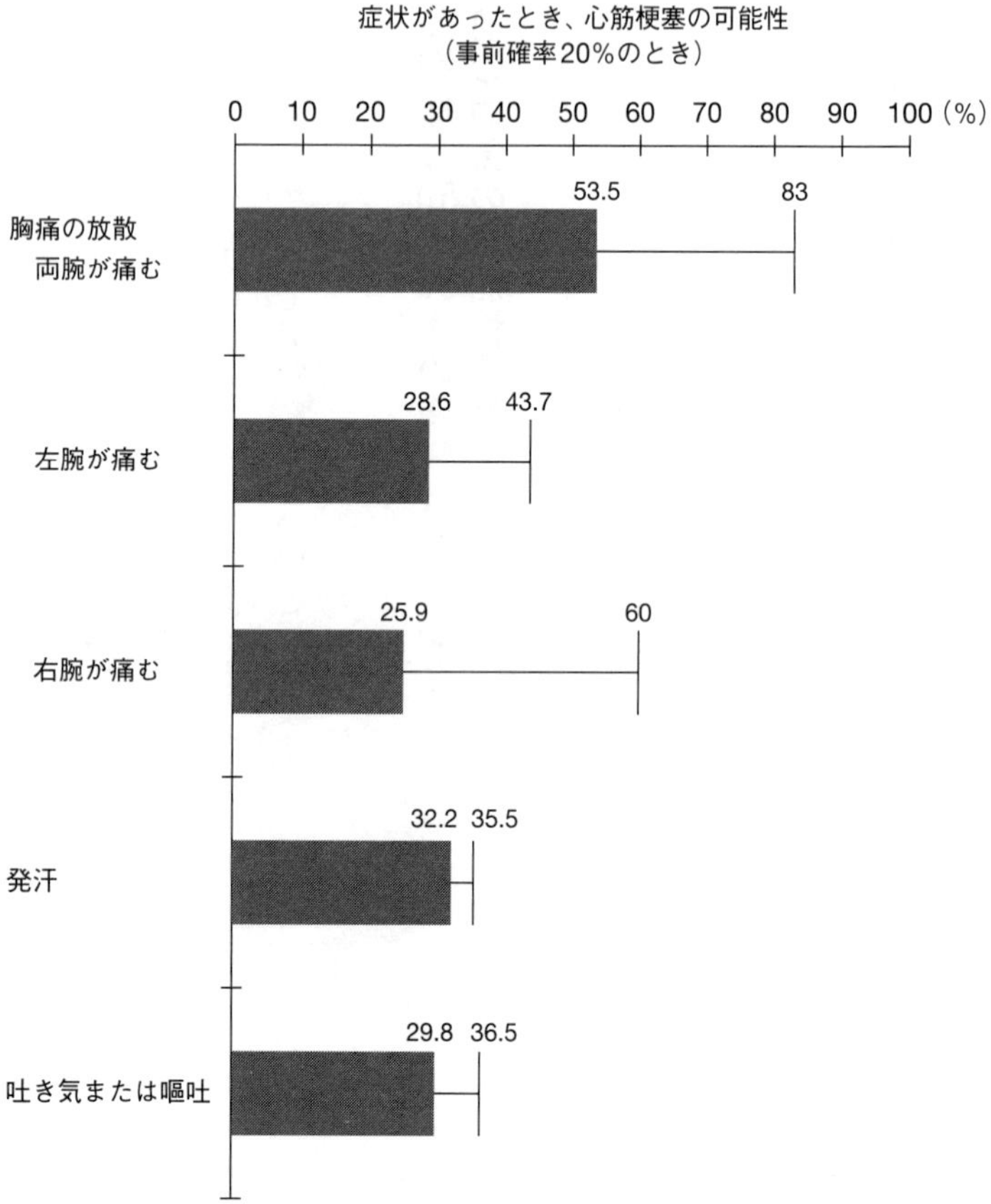

急な胸痛の患者のチェックポイント

心筋梗塞の可能性が低い症状

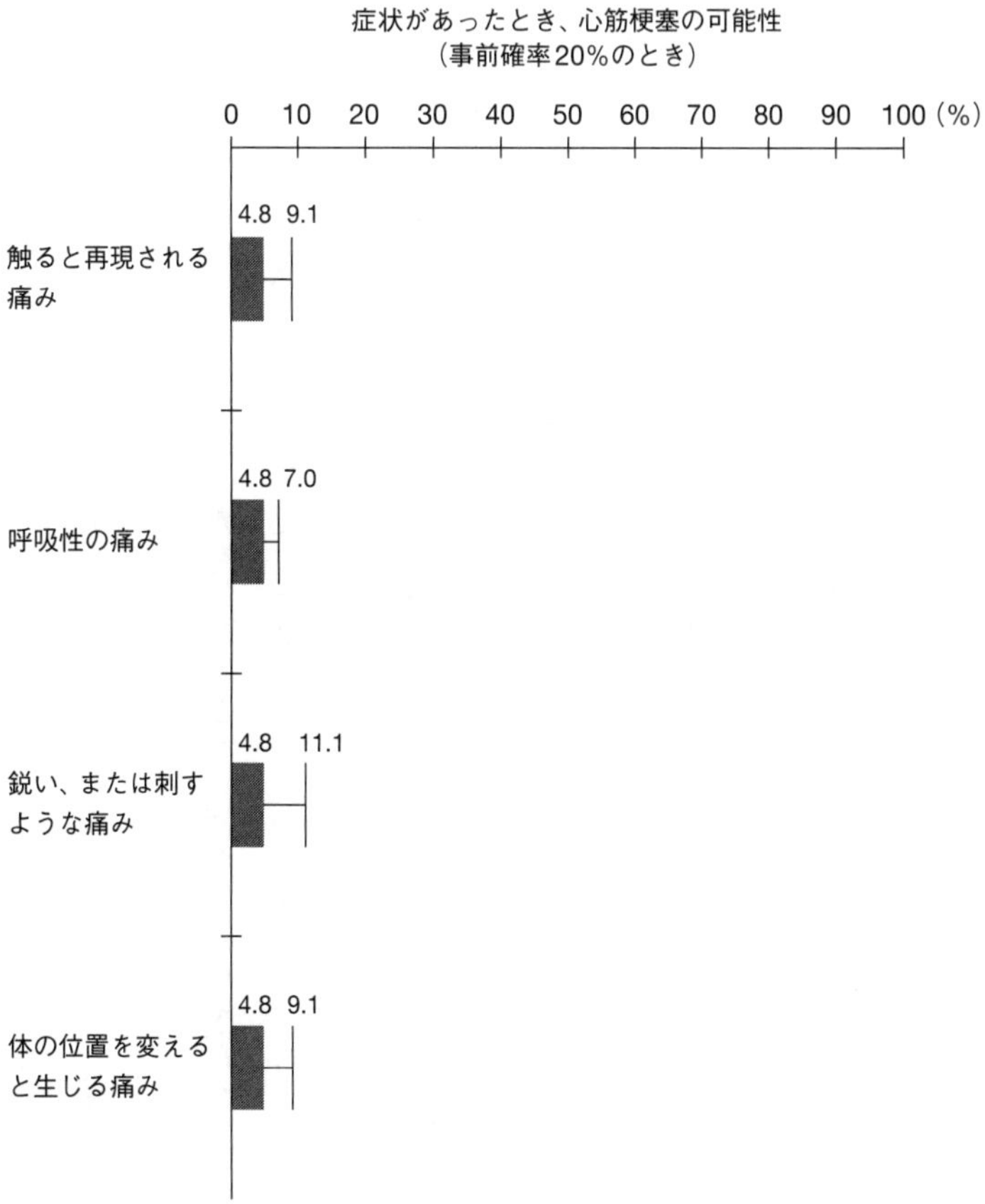

出典:JAMA Clinical examination series より作図

たとえば、10代や20代のこれまでに大きな病気にかかったことのない人が、「私、胸痛で両腕も痛むんだけど、心筋梗塞ですか?」と言って病院に来ても、「そうとは限らないので、ほかの病気の可能性も含めて診察させてください」と答えると思います。

実際に、周りで10代や20代の心筋梗塞の人を見たことある方は、ほとんどいないのではないでしょうか。少なくとも、私自身、見たことはほとんどありません。

心筋梗塞のような血管が詰まる病気は、ある程度の年齢にならないと生じないため、20代の人にたとえ「胸痛」と「両腕の痛み」があったとしても、「ほんとうにその胸痛と腕の痛みは関係しているの?」「風邪を引いて関節が痛いのと、あと咳をしすぎて胸が痛いだけじゃない?」「寝違えただけでしょ?」と、心筋梗塞の可能性は頭の隅に置きつつも、もしかして心筋梗塞以外の病気で説明がつくのでは、と考えてしまいます。

逆に、これが50代の男性でぽっちゃり肥満、糖尿病や高コレステロール血症で健康に気を使っていないような人だったらどうでしょうか。

そのうえ、一度心筋梗塞になって「健康に気をつけた食生活をしてください」と言われていたのに暴飲暴食、しかもタバコも吸っているような人が、「両肩に痛みを伴う胸痛がありますす」と言って病院に来てしまうと、心筋梗塞をかなり疑って、診察に加えて検査もして、心筋梗塞かどうかちゃんと調べずにはいられません。

「症状の異常」＝「病気あり」ではない

２０１０年8月から２０１１年7月の深夜（ＡＭ０～9時）に倉敷中央病院救急外来を受診した約４０００人のうち、胸痛を訴えて受診した方は３４１人いました。

そのとき、胸痛を訴えて来られた患者さんを20歳から10歳刻みで見てみると、そもそも若年の方はあまり受診されないので、60代以上が特に多いのがわかります。

今回の対象者数は３４１人で、そのうち心筋梗塞（急性冠症候群）と診断された方は69人でした。割合としては約2割（20・2％）なので、これまでの報告とだいたい同じですね。

では、これを年齢別に見てみるとどうなるか。それを示したのが65ページの下のグラフになります。

この図からは、50代になると20％を超え、60代だと胸痛を訴える人のうち3割の人が心筋梗塞（急性冠症候群）と診断されているのがわかります。

逆に、20～40代で胸痛の方のうち、心筋梗塞の方は5％未満で、ほとんどいないということもいえます。

ここからわかるのは、**「症状の異常」＝「病気あり」**ではないということです。

今回であれば、50代以上の場合は「両肩の痛みを伴う胸痛」＝「心筋梗塞」になる可能性は高いが、若年層においては「両肩が同時に痛む胸痛」＝「心筋梗塞」にはならないということです。

つまり、診察の際に異常の有無から病気があるかどうか判断するには、その精度と同じように、**「診察の前にどのくらい病気の可能性があるか」を考える必要がある**のです。

胸痛患者の年齢

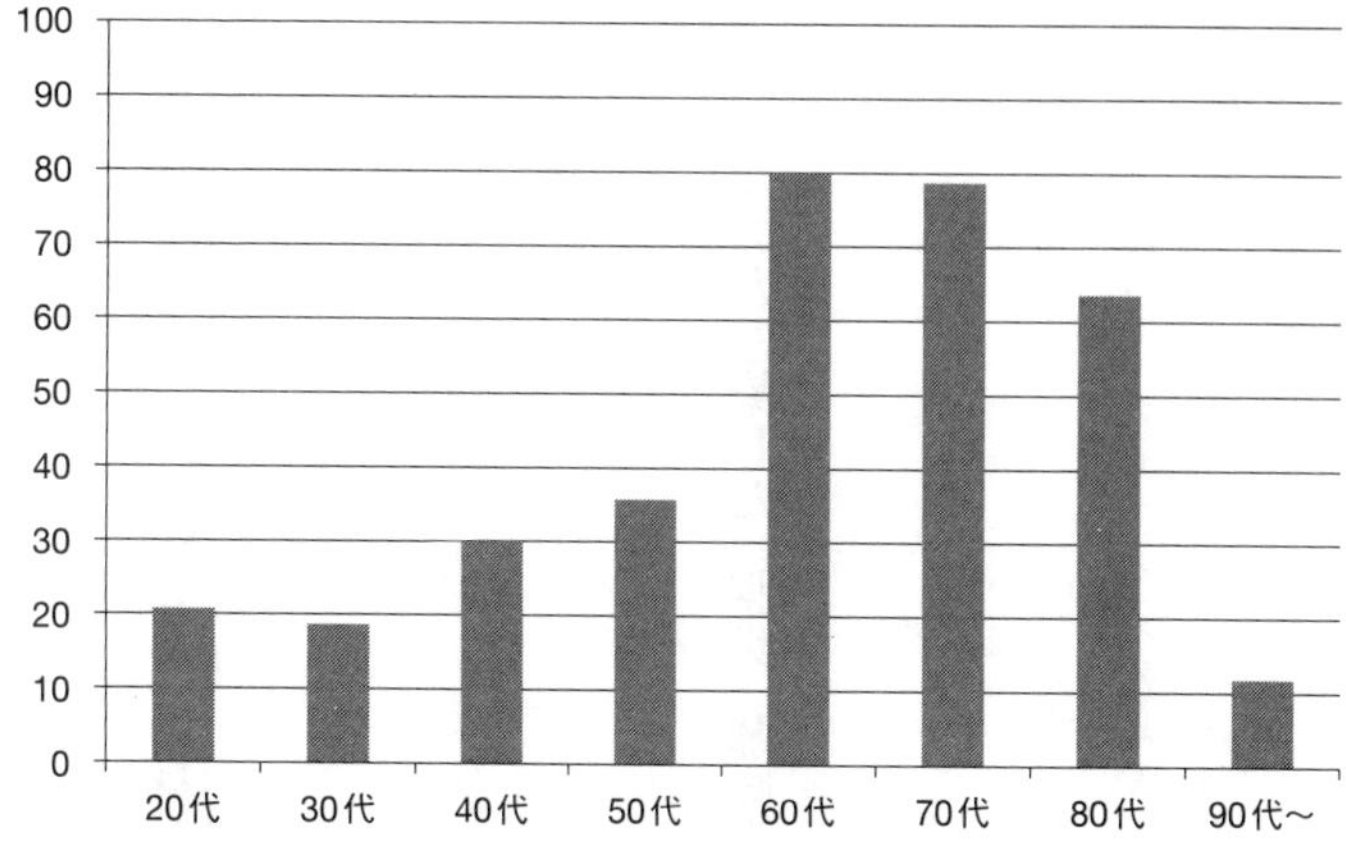

心筋梗塞の患者の割合

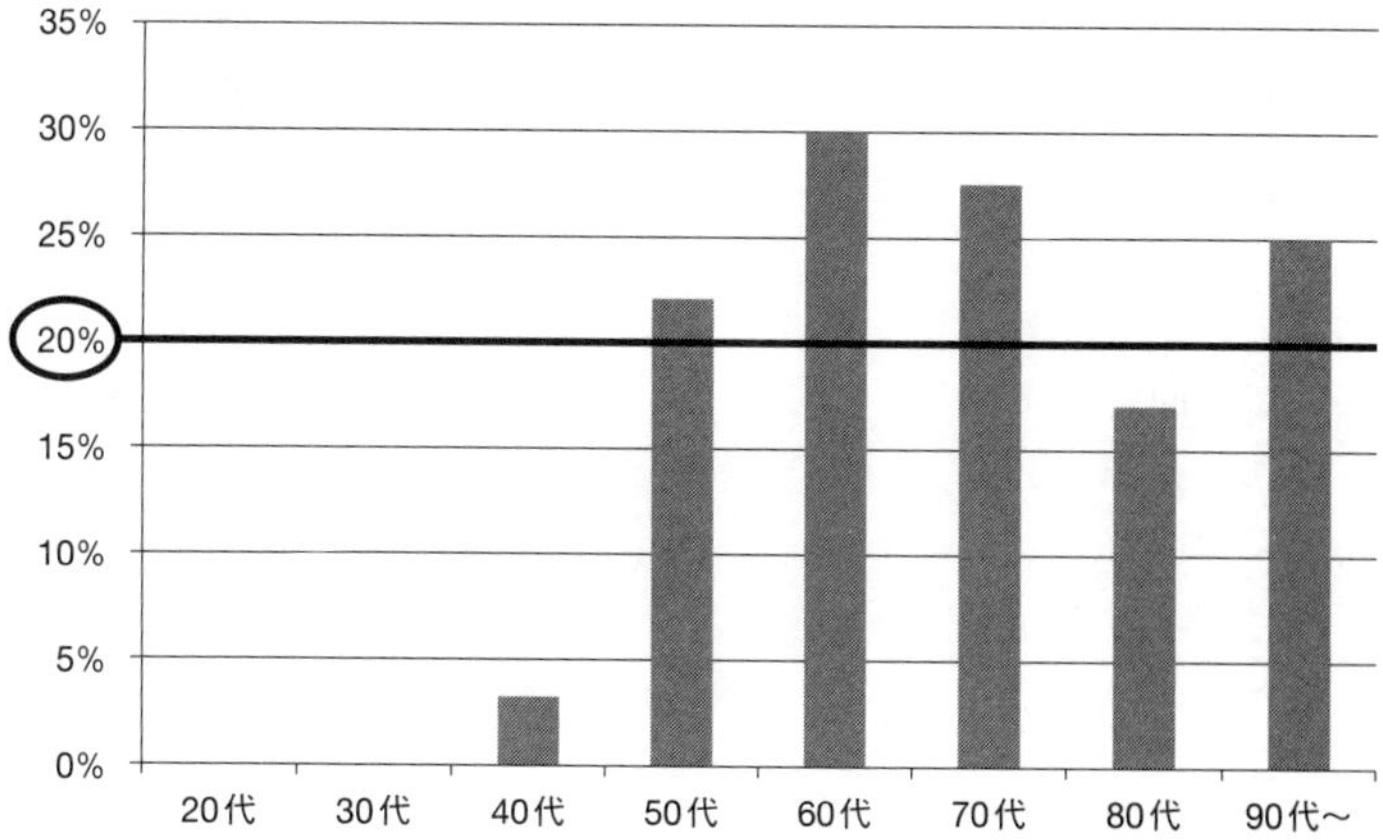

□その頭痛は、くも膜下出血が原因か？

ここまで、めまい、胸痛と見てきましたが、次は「頭痛」について見ていきます。

頭痛についても、

- **細菌やウイルスが感染した「脳炎・髄膜炎」**
- **脳腫瘍**

など、怖い病気はいくつかあります。

その中でも、病院に来られる方が最も心配する病気に「くも膜下出血」があります。

というわけで、くも膜下出血による頭痛かどうかを見極める4つの質問から見ていきます。

くも膜下出血かどうかを見極める4つのポイント

Point ❶ 年齢は50歳以上か？
Point ❷ これまでに同じような頭痛はなかったか？
Point ❸ 突然の痛み（雷鳴頭痛）だったか？　今までで一番痛かったか？
Point ❹ 痛みは2週間以上前からか？

これをフローチャートで表すと、次のページのようになります。

その胸痛は、くも膜下出血が原因か？

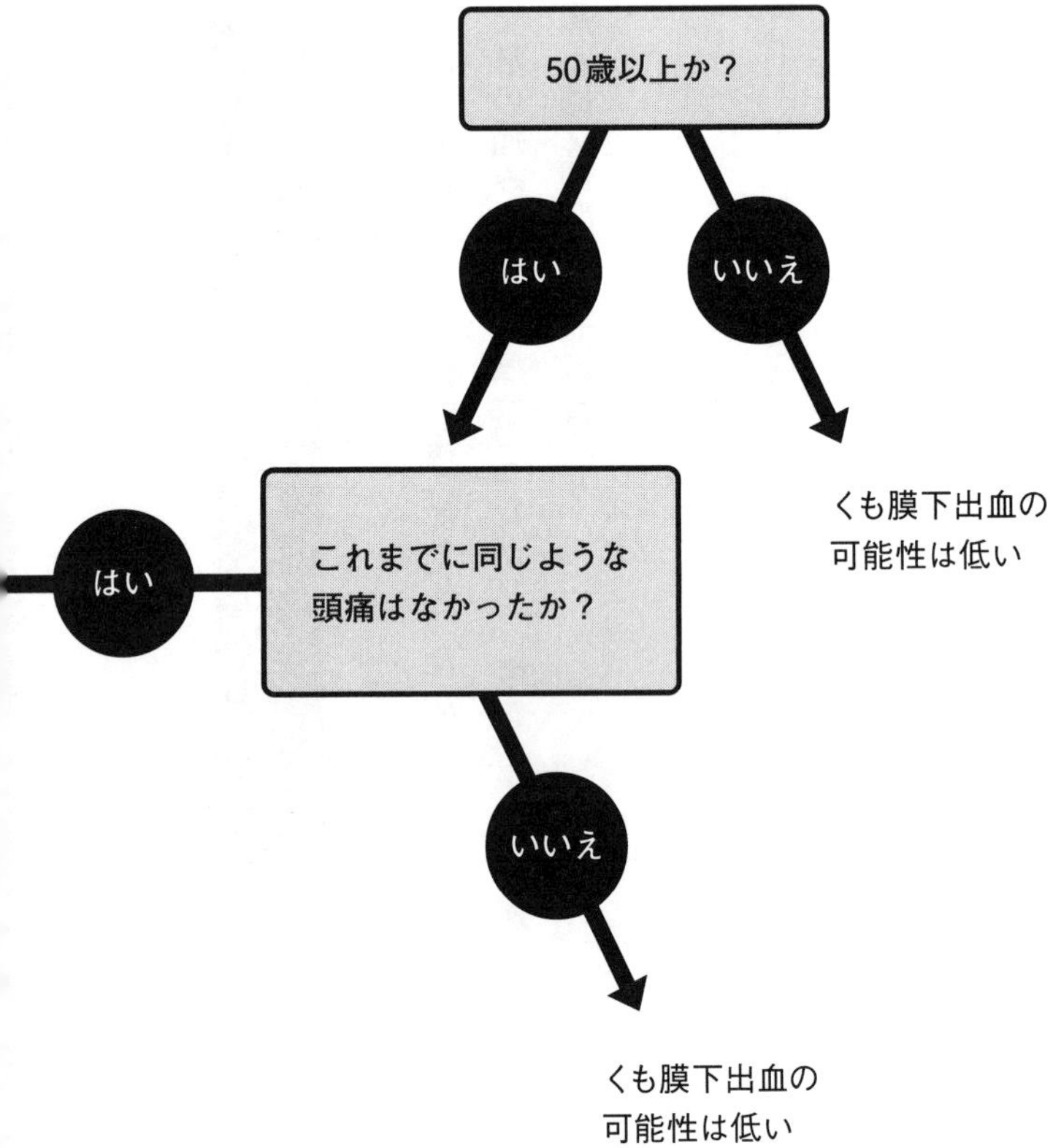

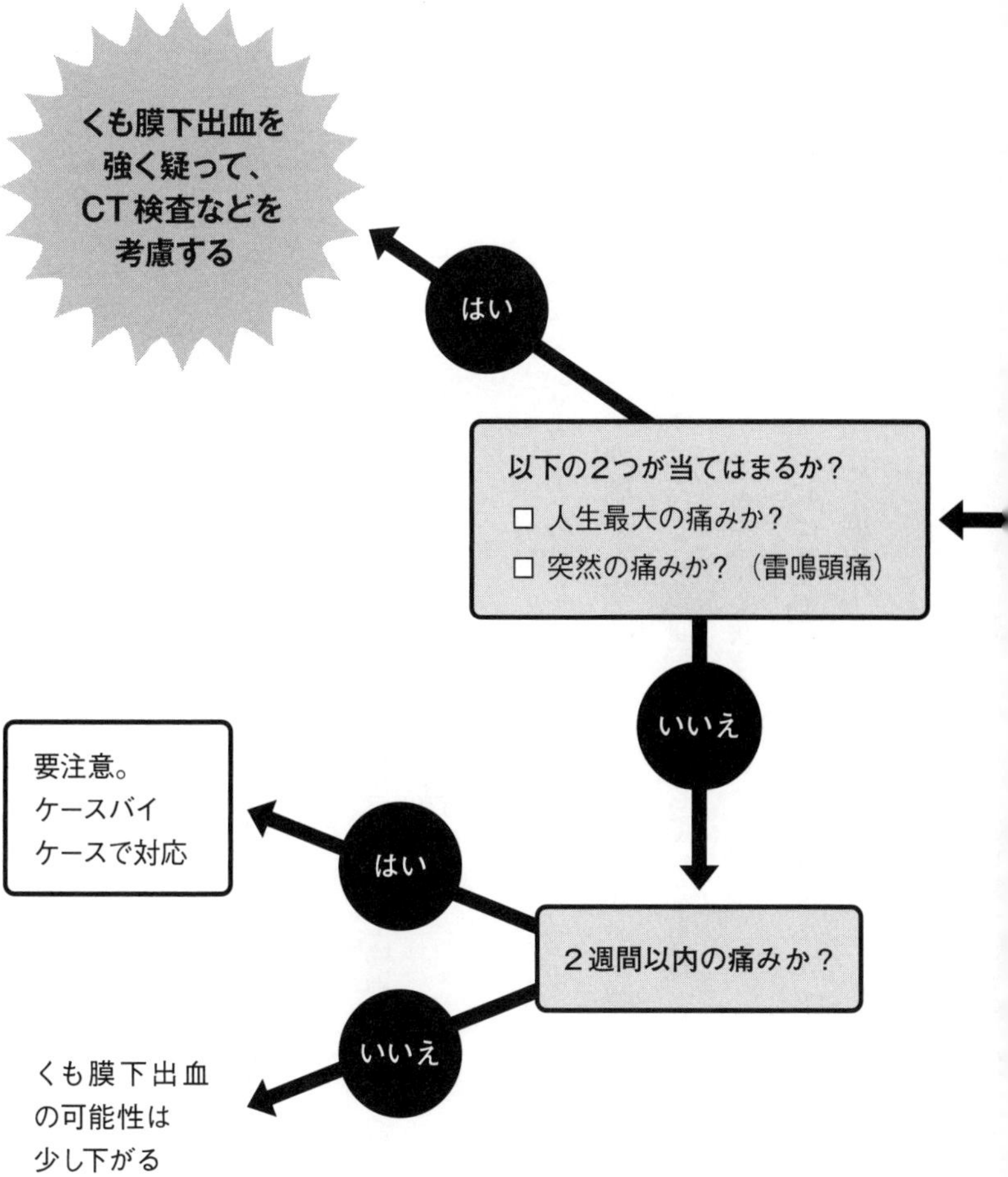
くも膜下出血を
強く疑って、
CT検査などを
考慮する
はい
以下の２つが当てはまるか？
□ 人生最大の痛みか？
□ 突然の痛みか？（雷鳴頭痛）
いいえ
要注意。
ケースバイ
ケースで対応
はい
２週間以内の痛みか？
いいえ
くも膜下出血
の可能性は
少し下がる

くも膜下出血とは？

くも膜下出血は、頻度としてもそれなりに多く、テレビ番組でもよく取り上げられるので、名前はご存じの方も多いと思います。高齢の方であれば、お知り合いにこの病気になった方もいるかもしれません。

そのためか、「私の頭痛はくも膜下出血でしょうか？　テレビで、CT検査でわかると言っていたので来ました」と言って来られる方にもときどき遭遇します。

では、くも膜下出血とはどのようなものなのでしょうか。

人間の脳は3つの層に囲まれていて、内側から軟膜、くも膜、硬膜という層があります。くも膜下出血とは、脳に酸素や栄養分を送っている血管が破裂して、くも膜と軟膜の隙間（くも膜下の腔）に血があふれ出た状態のことを指します。

血管から出血する理由は、もともと血管にコブ（動脈瘤）ができて破裂してしまう場合や、交通事故などによって血管が破れる場合などがあります。

たくさん出血してしまうと、その血液によって脳が圧迫されて意識障害が生じたり、時には命にかかわることもあります。

それでは、頭痛を訴えて、特に「くも膜下出血が心配なので、CTで撮像してほしいのですが……」と言う方が来られた場合、医者はどういうことを考えてCTを撮るか、撮らないかを判断しているのか、またどういう場合にCT検査は不要なのかを見ていきましょう。

Point ❶「年齢は50歳以上か？」

救急外来に来られる方の頭痛のうち、だいたい1〜数%程度の人がくも膜下出血だといわれています。頭痛を訴えて救急外来に来られた患者さんを診るときに、**一番最初に気になるのは「年齢」です。**

頭の血管が破れることでくも膜下出血になるのですが、若いころは血管が丈夫でも、年齢を重ねるとともに傷んできます。そのため、くも膜下出血の頻度も年齢によって大きく変わってくるのです。

くも膜下出血は、東北エリアに多いのも特徴的です。

次のページの上のグラフは、秋田県における年齢別のくも膜下出血発症数を表していますが、このグラフを見ると、40代から徐々に患者数が増え、50代後半になると発症数がだいぶ増えているのがわかります。

なお、このグラフのくも膜下出血の方が、全員頭痛を訴えて救急外来に来たかどうかはわかりません。ほかにも、高血圧や喫煙などがくも膜下出血のリスクファクターとなりますが、こういうリスクファクターが複数あれば、ない人に比べて病気になる可能性は少し高くなりますし、もともと脳の血管に動脈瘤を指摘されている場合は、注意が必要です。

この棒グラフだと、50歳未満の人が占める割合がわからないので、全世代の「10万人あたりの発症人数」の総和を100％とした場合の、各年代が占める割合を示すと下の円グラフになります。

もちろん、年齢別人口は地域によってもだいぶ変わるということもありますが、**40代ま**

年代別くも膜下出血新規発症数

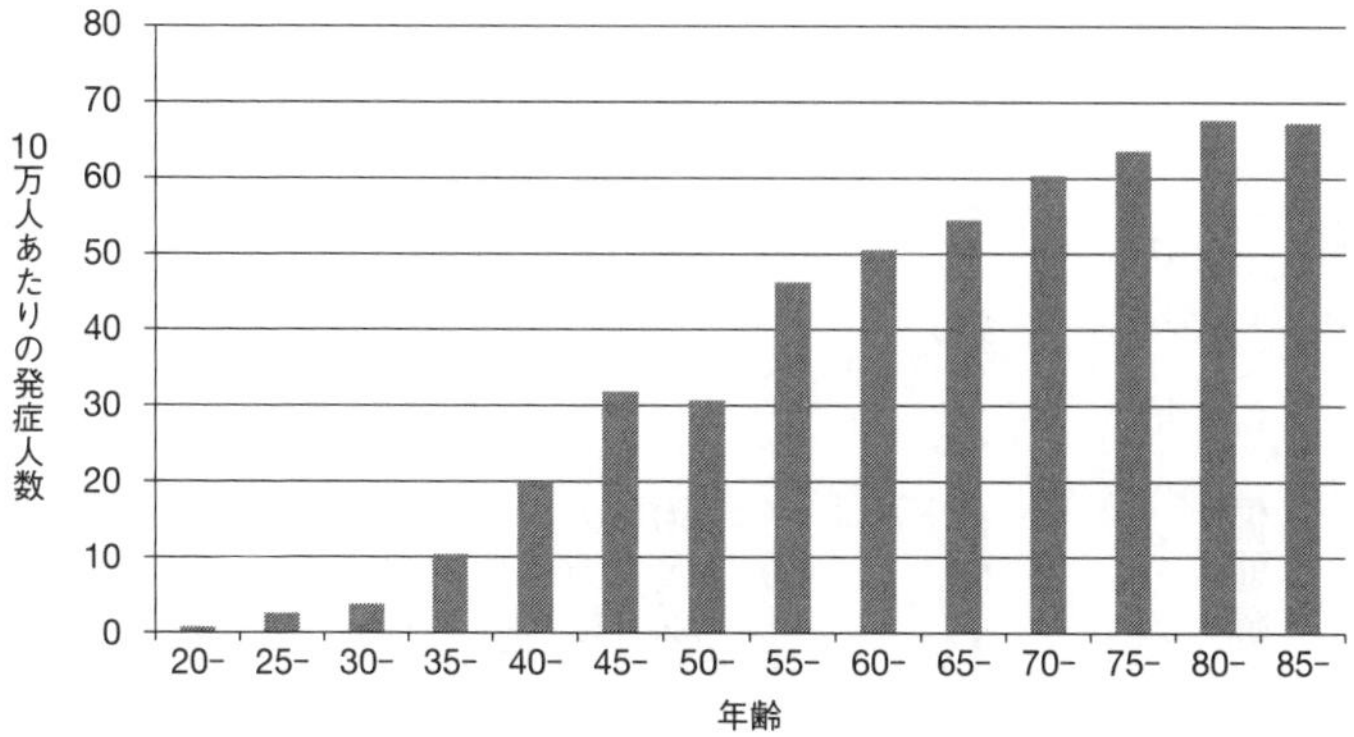

出典：秋田県立脳血管研究センター　疫学研究部データより作成
http://www.pref.akita.lg.jp/www/contents/1287488551823/files/data.pdf

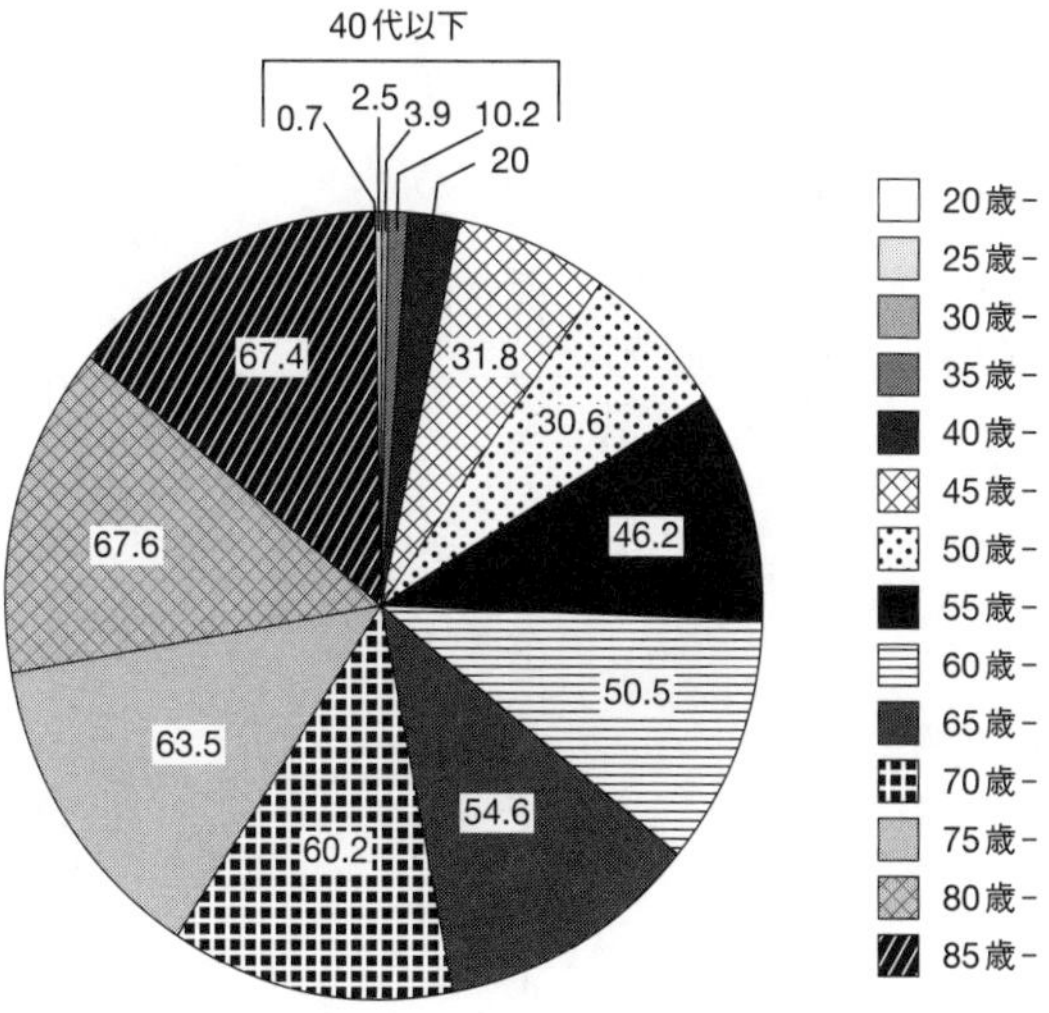

での人が占める割合がかなり小さいことがわかります。

また、２０１０年８月から２０１１年７月の深夜（AM０〜９時）に倉敷中央病院救急外来を受診した約４０００人のうち、頭痛を訴えてきたのは１６７人でした。

そのうち11人の方がいろんな理由で入院しているのですが、その中でくも膜下出血だった方は２人（１・２％）で、50代と70代でした。

もともと、くも膜下出血の方は、救急外来を受診する頭痛患者のうちの１〜数％程度しかいませんが、その中でも40代以下は、くも膜下出血の可能性はきわめて低いので、ＣＴ検査はしなくても大丈夫だろうと考えながら、診察を進めているのです。

Point ❷ 「これまでに同じような頭痛はなかったか？」

次に気になるのは、「同じような頭痛がこれまでになかったか」です。

よく聞くものとしては、**偏頭痛**や**緊張型頭痛**があります。みなさんも、一度は名前を聞いたことがあるかもしれません。それ以外には、**群発頭痛**などがよくある頭痛になります。

これらは、生活の質は落とすけれども、**突然命を奪ったりはしない頭痛**で、救急外来に来られる方の頭痛の中でも多くを占めています。

ちなみに、これらの頭痛ですが、たとえば偏頭痛などが生じる年齢としては10〜60代とまばらですが、30代ごろに初めての症状が出ることが多いようです。群発頭痛も、20〜40代に初めて起こることが多い病気です。

一方で、くも膜下出血は年齢を重ねるほど生じる可能性が高い病気であり、その**多くは50代以降に生じてきます。**そのため、もし救急外来に来られた50代以降の頭痛の人が、くも膜下出血ではなく偏頭痛や群発頭痛などであれば、これまでに同じような痛みを経験したことがあるということになります。

また、**くも膜下出血では、同じような頭痛を繰り返すというのは稀です。**血管が破れることで生じる痛みなので、二度同じような破れ方をするということはほとんどないからです。

ときどき、1回目は小さく破れてちょろちょろと血液が漏れ出ていて、2回目に大きく破れるということはあります。ただこの場合でも、1回目の頭痛はそれほど痛くなく、2回目は人生最大の痛みが襲ってくる形になります。

このように、同じような頭痛を2回以上繰り返すというのは稀であることから、この質問が「はい」なら、くも膜下出血の可能性はかなり小さく、CTの必要はほとんどありません。

Point ③「突然の痛みだったか？　今までで一番痛かったか？」

50代以上の方で、これまでに同じような頭痛がなかったとしたら、医療者としては少し嫌な感じがします。

もちろん、60代で偏頭痛を発症する方もいますし、風邪のときの頭痛など、くも膜下出血以外の頭痛の原因もたくさんありますが、「これまでに一度も経験したことがない」と言われると少し気になります。

というわけで、次に聞きたいのは、「その頭痛が突然だったのか、そして人生で一番痛い頭痛かどうか」です。

くも膜下出血は血管が破れる病気ですが、もともと血管（動脈）には強い圧がかかっています。というのも、心臓はがんばって全身に血液を送り出していますが、人間の血管を全部合わせると地球を2周半するほどの長さがあるので、全身に血液を送り出すためにはそれなりの圧力が必要になるからです。

血管はその圧に耐えているのですが、一度破れてしまうと一気に裂けてしまいます。水風船が割れることをイメージするといいかもしれません。そのため、くも膜下出血の場合は突然の痛みになるのです。

実際、救急外来を受診する方のうち、くも膜下出血の方は1～数％程度ですが、突然の痛み（雷鳴頭痛）の場合の人に限ると、一気に10～15％になるという報告もあります。

「突然の痛み」を見極める質問は？

この「突然の痛み」について患者さんに聞く際にはポイントがあります。

頭痛の方に「突然の痛みでしたか？」と聞いても、だいたい「突然でした」と答えてしまいます。そこで、**「頭痛はバットで殴られたように突然でしたか？」**（寺沢秀一著『研修医当直御法度』［三輪書店］より）と聞いたり、**頭痛が起きたときに何をしていたか聞いたりすることがあります。**

「何時何分に、○○をしているときに突然痛みました」と言われれば、それはたぶん突然の痛みだったのだろうと判断できます。

「突然の痛みだったかどうか」と一緒に聞くこととして、「人生最大の痛みだったかどうか」もあります。**血管が破れたことによる痛みは強く、多くはこれまでで最大の痛みになります。**

もし、「突然の痛みだったか」「今までで一番痛い痛みだったか」の2つともが当てはまった場合には、くも膜下出血の可能性が高いと考えて、ＣＴ検査などを診察に追加していきます。

Point 4 「痛みは2週間以上前からか？」

Point3で2つの質問がありましたが、2つとも該当した場合には、くも膜下出血を強く疑って、多くの場合は頭部CTを行うことになると思います。

逆に、どちらか一方だけ該当、または両方とも該当しない場合には、症状などをくわしく聞きながら、ケースバイケースでCT検査をするかどうか考えていきます。

そのとき一つの指標になるのが、**「痛みは2週間以上前からか、それとも数日以内なのか」**です。

くも膜下出血の痛みは「突然」で、「今までで一番痛い」という特徴があるとPoint3で述べましたが、必ずしもすべてのくも膜下出血が同じような症状とは限りません。

先ほどは、血管が破れるのを水風船にたとえましたが、水風船が破れるとき、破れた穴が非常に小さいと、風船のゴムが収縮する力で穴が押さえ込まれて破れない場合もあるのです。

くも膜下出血でも似たようなことが生じて、2割ぐらいのケースで、非常に小さい破れ方のために、非常に少量の出血しか生じず、頭痛の程度も軽度のことがあります。

この小さな穴は、そのまま閉じてくれればいいのですが、やはり小さな穴があいてしまったところはもろいために、ちょっとしたきっかけで穴が大きくなってしまい、「今までに経験したことのない痛み」が生じてしまいます。

この小さな出血というのがくせ者です。出血が少量だと症状も軽く、頭部CT検査でも異常（出血のあと）を見つけることができません。

実際、くも膜下出血の1割は、最初の段階で別の病気と診断されるというデータもあります。「突然でない」「人生最大でない」頭痛の方から、くも膜下出血の微小出血を区別するのはかなり困難ですが、一つの簡単な指標として、「頭痛が生じてからの時間経過」があります。

血管に非常に小さな穴があいて少量の出血が生じてから、2回目に破れるまでどのくらいの期間があるのかには、いくつか報告があります。

一番怖いのは、発症して24時間以内です。**2週間以降に再出血が生じることはほとんどありません。**

くも膜下出血の人のうち、ほとんど症状のない方から強度の頭痛の方の再出血の発症を時間経過で見た報告では、250人中4人の出血のうち、再出血の半数が1週間程度、15日以降の再出血はなかったようです。

こういった情報から、**頭痛が生じてから2週間が経過していれば、くも膜下出血の可能性はほとんどないだろう**、と判断できます。

もしあなたが、最初に頭痛を感じたときに、「まあ、このくらいの頭痛なら、家で様子を見よう」と思って、その後しばらく病院に行かなかったとします。

こういうタイミングで、テレビやネット、それに家族から「もしかして、あなたの頭痛、くも膜下出血なんじゃないの?」と言われたらどう感じますか?

やっぱり、そう言われると心配になって病院に来られる方が多いのですが、これまでの質問に該当しなかったり、たとえ該当したとしても2週間以上前から痛みが続くのであれば、「くも膜下出血だと思うので、CT検査をしてください」と過度に不安になる必要はありません。

もともと、救急外来に行こうと思うほどの頭痛の方のうち、くも膜下出血の患者さんの割合は1～数％程度です。なので、**この本の項目に該当するからといって、頭痛のたびに病院に行く必要はありません。**

こういう項目がある、ということを知ったうえで、今までどおりに対応していただければ、「検査をしていないけれど、くも膜下出血の可能性はちゃんと低いと見積もられた」という事実をうまく受け入れられるでしょう。

□その腹痛は、危険な病気によるものか?

ここまで、めまい、胸痛、頭痛と見てきましたが、最後に「腹痛」を取り上げます。

腹痛も、胸痛と同じく、痛みの症状が最も多いものの一つです。誰でも、一度や二度は下痢や便秘になってお腹が痛くなった経験ってありますよね。

ただの下痢や便秘以外にも、

- **腸の虫垂で菌が繁殖して腹痛の出る「虫垂炎」(いわゆる盲腸)**
- **腸が破れた「腸穿孔」**
- **腸が詰まった「腸閉塞(イレウス)」**
- **血管の壁が破れた「大動脈解離」**
- **腹壁に細菌が感染した「腹膜炎」**

もあります。

危険な腹痛かどうか見極めるには、次の質問が役に立ちます（１００ページ以降でくわしくお話しします）。

危険な腹痛かどうかを見極める４つのポイント

Point ❶ 突然の痛みか？

Point ❷ 痛みが突然発症していきなりピークになったか？

Point ❸ ２日以内の間、続いているか？

Point ❹ 腹痛のあとに嘔吐が生じたか？

先述のように、腹痛の場合は、入院して治療が必要になる病気がバリエーションに富んでいます。

そのため、めまいや、胸痛、頭痛ほどシンプルなフローチャートにするのは難しいので、ここでは、血管の病気、腸の病気、腎臓～膀胱の病気に分けて、それぞれの病気がどのような症状なのかについて、特に大事な「痛みの症状」と「時間軸」を中心に触れていきます。

血管の病気か？

まず、「血管の痛み」です。動脈の一部が破れる**「動脈解離」は、緊急での治療が必要になることが多い危険な病気の一つです。**

血管（動脈）は、外膜、中膜、内膜の3層構造になっているのですが、解離というのはそのうちの内膜が破れてしまい、血液が内膜の外に漏れ出た状態です。

首や腕先でドクドクいう動脈の拍動を触れたことがある人はわかると思いますが、動脈というのはすごく圧が高いんです。皮膚の上からでも拍動を感じるわけですから。

だから、内膜が破れた状態を放っておくと、どんどん内膜の穴は広がり、外膜も血管の圧で破れてしまいます。もし、外膜まで破れたら、血管からどばっと血が出て、お腹の中が大出血になり死に至ってしまいます。

この血管の痛みは、頭痛のときの「くも膜下出血」と同じように、血管が破れるときの痛みなので、その**症状は「急に」生じるのが特徴です**（87ページの図参照）。

もちろん、腹痛で病院に来る人に、「急に痛みましたか？」と聞くと、結構な割合で「急に痛みました」と言われるので、もう少し突っ込んで聞いていきます。それこそ、**「いつどこで、何時何分に何をしたときですか」**といったところまで聞き、たとえば「テレビのニュースで12時の時刻のお知らせがあったとき」という答えが返ってくると、腹痛の原因として血管による痛みが頭をよぎります。

その痛みがかなり強く、**冷や汗が出るほどの痛みと言われたり、腹痛を訴えてこられた方が高齢だったり**（やはり高齢の方は血管の病気が生じやすいので）、**痛みが同じ程度でずっと続いているといったことを言われると、ますます嫌な感じがします。**

また血管の痛みは、**お腹を押さえても痛みが変わらないというのが特徴です。**

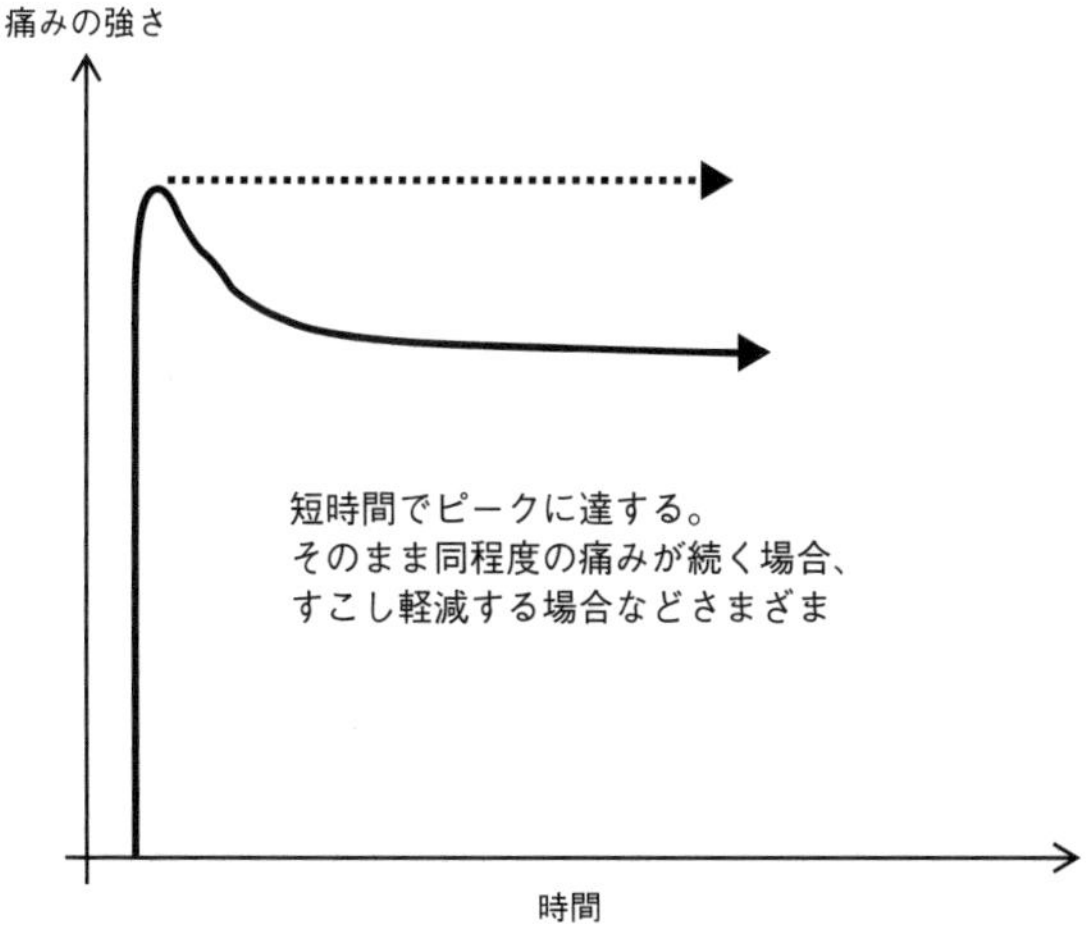
痛みの強さ
短時間でピークに達する。
そのまま同程度の痛みが続く場合、
すこし軽減する場合などさまざま
時間

たとえば、下痢や便秘、虫垂炎といった腸の痛みだと、お腹を押されると腸が動いて痛みが変動します。

そのため、ベッドの上でうずくまる人が多いです。みなさんも腹痛になったら、そういうふうにベッドで安静にしますよね。

一方で、血管による痛みは、血管の壁に神経が走っていて、解離などで血管が裂けると、その刺激によって生じます。お腹を押しても、血管による痛みは変動しないため、ベッドで安静にしたりはしませんし、痛いのをごまかそうとして動き回る方もいます。

足を扉にぶつけたときに、ぶつけた足は動かすと痛いから、足を上げて「痛い、痛い！」と叫び回ることがありますよね。

これと似たような話で、**動こうがうずくまろうが痛みは同じなので、痛みをごまかそうとして動き回るのです。**

血管の解離は、腹痛の中では致死的なため、必ず考える必要がありますが、病気自体としてはかなり稀な病気です。

私自身、初めて血管の痛みによる腹痛の方を見るまで、腹痛の人は「ベッドでうずくまる人」しか見たことがなかったので、初めて腹腔動脈解離の方が救急車で運ばれてきたときに、頭の中が真っ白になりました。

確か40代ぐらいの男性の方で、急な腹痛のためにご自身で救急車を呼んで病院に来られたのですが、病院のベッドに横になってからも、ずっとベッドの上で動き回っていました。それこそ、2、3秒に1回、右を向いて左を向いてと繰り返していて、のたうち回るという感じです。お腹を触ったり、押したりしても、どこも痛くないと言われます。

それまで私は、腸による腹痛の患者さんしか見たことがありませんでした。多くの方は、ベッド上でうずくまって動きたがらず、お腹を触ったり押されたりすると痛くなるため、診察では「あんまり強く触らないで」と言う方がほとんどだったので、最初はすごく戸惑ったのを覚えています。

こういう痛がり方をする人は、血管性の病気が考えられるので、病院で相談してみてください。

腸管の病気か？

血管痛の次に、腸の痛みを見ていきたいと思います。

腸の病気としては、腸自体に細菌などが感染して痛む場合や、腸自体がねじれたり、血管など腸以外のものに圧迫されたりして詰まった状態などがあります。

このような腸の痛みは、血管に比べるとゆるやかに痛み、また**痛みの程度が「波うつように変化する」と表現される方もいます。**

腸自体の役割は、食べたものを消化し、吸収し、余分なものを大便として捨てることです。そのため、腸自体は「蠕動」といって、口から食べたものを肛門に向けて送り出す動きをしています。

腸自体は長い筒ですが、一部が収縮してその収縮した部分が、口側から肛門側に向けて動いていきます。この蠕動という動きを断続的に行っているので、腸の病気がある場合、病気や痛みの部位に蠕動の動きがあたると痛みが増し、逆に痛みの部位から離れると痛みが多少楽になるので、痛みが波打つような形になるのです。

また、**腸の痛みの場合には、嘔吐や下痢などの症状を伴うのも特徴です。**なので、腹痛の場合にはこういう症状がないかも聞いていきます。

腸管の病気としてもう一つ、腸に穴があく病気があります。もともと、人の身体は、細菌のいない無菌状態にあります。食事だけは例外で、口から入る食物には菌がたくさんついていますが、基本的に食べ物は身体の消化管だけを通るため、それ以外の部位には細菌は基本的にいないはずです。

しかし、病気のせいで腸管に穴があいた場合、便が腸管から漏れてお腹の中にばらまかれ、その結果、便にたくさんいる細菌がお腹の中で増殖してしまいます。

放っておくと、細菌が増殖して死に至るため、穴があいた腸管を手術で閉じ、また穴か

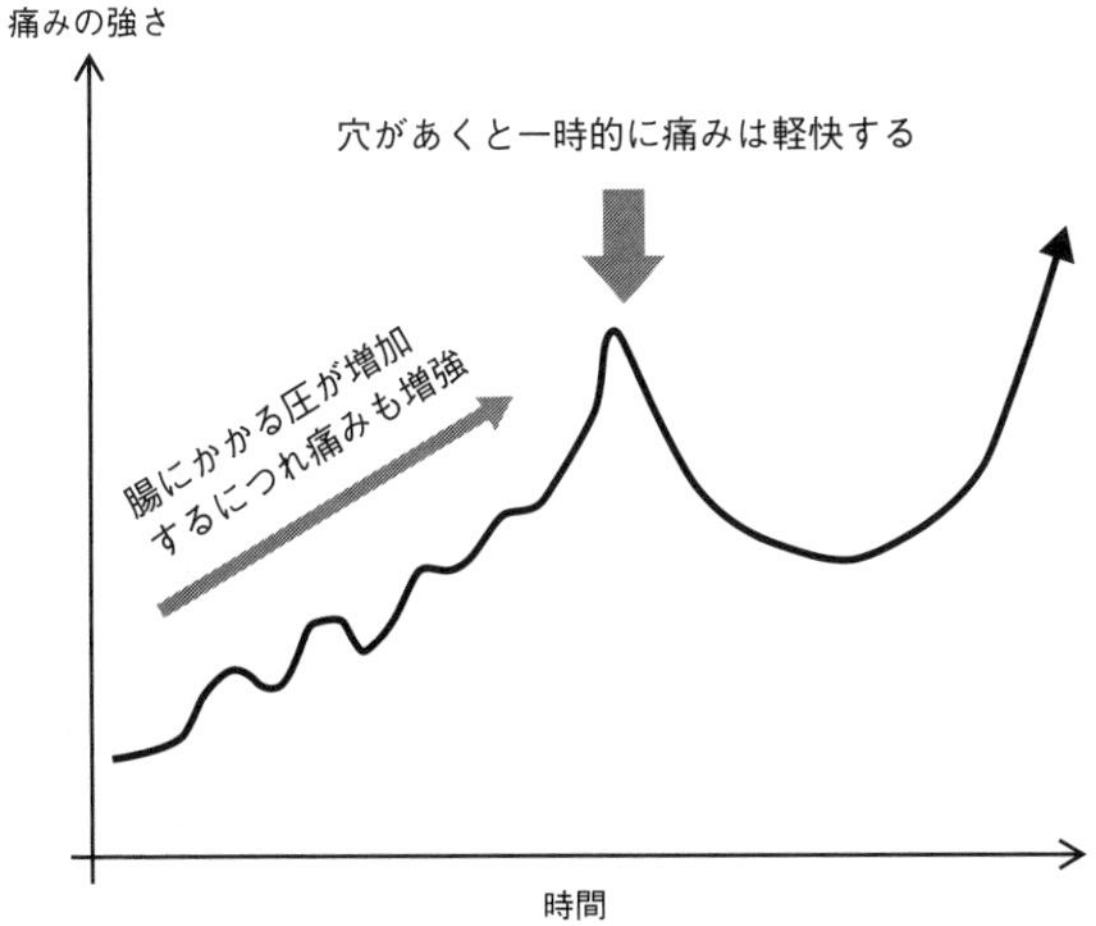

ら漏れ出た便を回収し、お腹の中を洗浄する必要があります。

虫垂炎（盲腸）でも、ときどき穴があいてしまって大変なことになりますが、穴があくまでは腸の痛みと同じで、波打つように痛みが生じます。

穴があくのは、そこに圧がかかるからです。たとえば虫垂炎だと、虫垂にどんどん膿みがたまって、波打つ痛みがどんどん強くなる。

ただ、一度穴があいてしまえば、膿みが排出されて虫垂にかかる圧が減るので、痛みは一時的にすっとよくなります。「冷や汗が出るほどの痛みが、すっとなくなったんです」と表現される方がいるくらいなので、**「かな**

りの痛みがいきなり消失した」のは、何か穴があいた疾患ではないか、と医療者は考えます。

穴があくと、一時的に痛みは解消しますが、膿みがお腹の中にばらまかれてしまいます。その膿みによって虫垂以外にも細菌がついて感染して痛むため、**時間がたつと最初の虫垂炎の痛みよりも広範囲で痛みが生じます。**

虫垂炎（盲腸）か？

虫垂炎は多くの方がかかる病気で、みなさんの知人の中にも、一人ぐらいは虫垂炎で手術した人がいるかもしれません。

生涯で虫垂炎になる可能性は約7％、少なくとも20人に1人は虫垂炎になるといわれています。

虫垂炎は、腸管の虫垂という、小腸と大腸の境目あたりにある部位が感染して膿みがたまってなる病気です。虫垂自体がお腹の右下にあるので、**よく腹部の右下が痛むとされます。**

しかし、虫垂炎は可動性があるので、虫垂炎になったときの虫垂の場所によってちょっと症状が異なります。一般的には、虫垂が膿みのせいで少し引っぱられると、最初におへその中心が痛みだします。

その次に膿みがどんどんたまり、虫垂のせいで腸管の動きが止まると、食欲不振や嘔吐が生じてきます。

そして、膿みが虫垂の外にも広がってくると、虫垂がある右下の部位が痛みだす、つまり痛みの位置がヘソの中心から右下に移動していきます。

このように、**痛みが移動するのは虫垂炎に特徴的**だといわれています。

なお、虫垂炎に関しては、症状や検査結果を組み合わせてスコアをつけて、何点以上なら虫垂炎が疑われる、というスコアリングシステムがつくられています(「modified Alvaradoスコア」と呼ばれています)。

具体的には、食欲不振、嘔吐や痛みの移動などを点数化しています。

血液検査の数値は、検査をしてみないとわかりませんが、それ以外の項目は症状から情

あなたの腹痛が虫垂炎（盲腸）かを見極めるAlvaradoスコア

右下腹部の移動性の痛みは？	あり（1点）	なし（0点）
食欲不振は？	あり（1点）	なし（0点）
吐き気／嘔吐は？	あり（1点）	なし（0点）
右下腹部の痛みは？	あり（2点）	なし（0点）
右下腹部を軽く圧迫したときより離したときに痛むか？	あり（1点）	なし（0点）
37.5℃以上の発熱は？	あり（1点）	なし（0点）
血液検査で白血球の上昇は？	あり（2点）	なし（0点）

↓

		虫垂炎の可能性
合計点数が	0〜4点 →	ほとんどない
	5、6点 →	高い
	7点以上 →	非常に高い

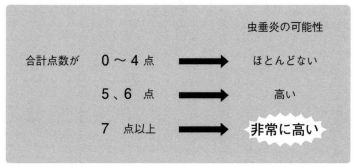

報を得ることができます。

このmodified Alvaradoスコアで5点未満だと、虫垂炎がほとんどないことを確認できます。

仮に、虫垂炎の患者が検査・診察をする前に4％（100人中4人）の確率でいる場合、計算してみると、点数が5点未満の人のうち、虫垂炎があるのは414人中1人（0・2％）とかなり低い確率になることがわかります。

尿路結石か？

そのほか、腹痛の生じる病気としては、「尿路結石」になったことがある人も比較的多いのではないかと思います。

人は、身体の中にできた老廃物を腎臓で濾過して、尿管・膀胱を通して尿として身体の外に捨てています。老廃物の中にはさまざまなものがありますが、そのうち腎臓から捨てられるカルシウムや尿酸などが沈殿することで、腎臓の中に結石が生じるのが**「尿路結石」**です。

尿路結石には、2つの痛みの生じ方があります。

一つは、尿管に詰まった石を排出しようとする行動による痛み。もう一つは尿路結石によって尿管から膀胱のどこかが詰まってしまい、腎臓でつくられた尿が身体の外に出ていくことができず、結果、腎臓の中の圧が上昇し、腎臓の膜が引き延ばされることで生じる痛みです。


尿路結石を押し出そうという痛みは、急に痛みが強く出る「疝痛発作」で、どちらかと言うと、消化管の痛みよりは血管の痛みに近くなります。

腎臓と膀胱をつないでいるところを「尿管」というのですが、この管は平滑筋という筋肉でできています。尿路結石ができた場合、それを腎臓から膀胱へ、そして身体の外へ出そうとして、平滑筋は収縮して管をしぼります。

その収縮が痛みにつながるのですが、筋肉の収縮なので、キュッという感じで短時間で収縮します。痛みの症状としては、妊娠した女性が、胎児を産もうとするときの子宮の収縮に類似するので、尿路結石の痛みはときどき、陣痛にたとえられることがあります。

尿路結石の仕組みと痛みの特徴

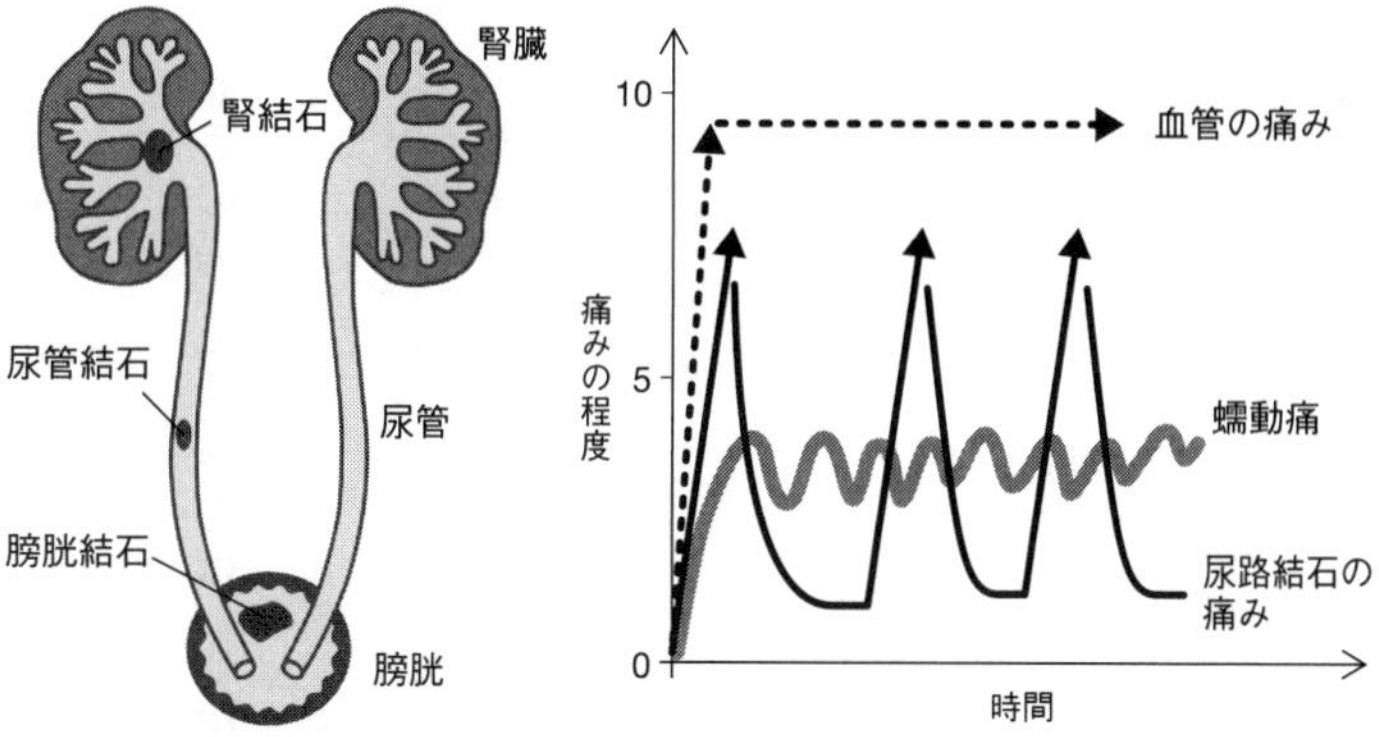

出典：http://www.kohjin.ne.jp/uro/2gairai/hinyouki_sick1.html

血管の痛みの場合には、キュッと痛くなったあとの痛みの症状にいろいろなパターンがあって一つにまとめられないのですが、**尿路結石の場合の痛みは、一度痛くなったあとにしばらくすると、いったん軽快し、その後に再度同じようにキュッと痛くなるのが特徴です。**

というのも、尿管の平滑筋は一度収縮しきると、あとは収縮できず弛緩するしかないからです。弛緩している過程では痛みは生じないので、尿路結石の疝痛発作は一度痛くなくなります。ただ、結石自体が身体の外に出ないと、また尿管が収縮するため、同じような痛みを生じてしまうのです。

逆に、**血管の痛みと違うのは、背中を叩くと激痛がする点です。**

先述のように、尿路結石の痛みには、結石によって腎臓でつくられた尿の出口がなくなり、その結果、腎臓自体が出口のなくなった尿によって圧がかかり、腎臓が引き延ばされることがあります。

腎臓は、お腹の内腹側ではなく背骨側にあり、だいたい肋骨の一番下の少し下ぐらいに位置します。結石によって引き延ばされた腎臓のあたりを叩いて刺激すると、痛みの生じている腎臓がさらに刺激されて激痛が走るのです。

この点では、どこを押しても痛みを感じない血管痛とは全然違うので、病気を区別するのに有用です。また、結石の存在によって尿管に傷が入り、尿に赤血球(血液の成分の一部)が混じって、尿が赤くなる場合もあります。

尿路結石の症状についても、より精度が高い判断ができるチェック方法があります。「STONEスコア」と呼ばれるもので、背中または横腹が痛むために尿路結石を疑われて、

あなたの腹痛が尿路結石かどうかを見極めるSTONEスコア

性別は？	男性	2点
	女性	0点
痛みの発症の仕方は？	6時間以内	3点
	6〜24時間	1点
	24時間以上	0点
人種は？	黒色人種以外	3点
	黒色人種	0点
吐き気、嘔吐は？	嘔吐	2点
	吐き気	1点
	なし	0点
尿に血が混じる？（試験紙法で判定）	あり	3点
	なし	0点

		尿路結石の可能性
合計点数が	0〜5点	ほとんどない
	6〜9点	疑わしい
	10点以上	**非常に高い**

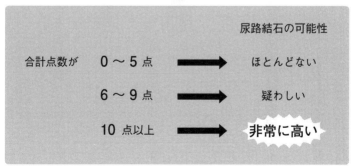

腹部CTを撮られた人の症状と尿路結石の有無をまとめた研究が報告されています。

この研究では、突然の痛みや尿に血が混じる以外にも、いくつも項目を調べていて、尿路結石があるかどうかを判定する予測式までつくられています。

このスコアが、10点以上だと尿路結石の可能性が4％から26％まで上がり、10点未満だと2％まで下がる計算になります。

「突然の痛み」だけ見るより、より精度の高判断ができるので、もし急に横腹が痛むときには、病院に行く前に、自分のスコアを計算してみてください。

危険な腹痛を見分ける4つのサイン

腹痛を生じる病気をいくつか見てきましたが、84ページにあげた危険な腹痛を見極める簡単なポイントについてお話ししていきます。

腹痛は、救急外来を受診する理由のうち最も多いものの一つですが、**その大半は胃腸炎で、放っておいても自然に軽快するものです。** 入院や手術などが必要なものはほとんどありません。

ただ、その中で怖い病気としては、

・血管の病気では、大動脈解離・大動脈瘤、腸管に行く血流が途絶えた腸間膜動脈虚血

・腸の病気では、穴のあいた消化管穿孔、腸が詰まってしまった腸閉塞、ねじれてしまった腸捻転

・胆嚢・膵臓疾患

があります。

医療者としては、これらを必ず見逃さないようにする必要があります。

特に気をつけるべき痛みの症状としては、84ページにあげた

1　「突然の痛み」

2　「一瞬で痛みがピークに達する」

3　「2日以内の持続痛」

4 「腹痛のあとに嘔吐が生じた状態」

があります。

この4つの症状があった場合には、危険な病気を疑う必要があります。

血管の痛み、腸の痛み、尿路結石の痛みについては、先にお話ししましたので、それぞれの痛みの症状はわかると思います。1「突然の痛み」、2「一瞬で痛みがピークに達する」というのは、危険な血管の病気の痛みを連想しますよね。

自然に治る胃腸炎では、「ちょっと痛いかも」という前兆のようなものがあり、変動することがほとんどです。つまり、**自然に治る病気では、いきなり痛みが最高点に達することは稀**なので、「テレビを見ていて、コメンテーターの○○さんが、しゃべりはじめた、あの何時何分に急に激痛が走った」などと、はっきりとした時刻を言えるような場合には注意が必要です。

また、**命を奪うような病気は、治療をしなければ全身の状態ががたっと悪くなるものが**

大半です。

3の「2日以内の持続痛」というのがチェックに入っているのは、通常、危険な腹痛の病気は2日間治療しなければ、意識が悪くなったり血圧が下がったり重篤な症状になるからです。たとえば、腹痛が3、4日続くと言われると、とりあえず見逃したら怖い病気ではないのかな、と思います。

もちろん、すぐには悪化しないけれど、放置していると月単位・年単位で命を奪うような、見逃したくはない病気もありますが（たとえば、がん）。

4の「腹痛のあとに嘔吐が生じた状態」というのは、腸閉塞・腸捻転などの疾患を想定しています。

通常、腸が破れたりねじれたり詰まったりするときには腹痛が生じます。そして、腸が損傷すると、その損傷した部位よりも口側に食べ物や消化液（唾液・胃液など）が流れ出ずにたまっていき、それが口までたまれば嘔吐になります。

いわゆる、お腹の風邪は「胃腸炎・嘔吐下痢症」といいますが、だいたいこういう胃腸炎の場合は、下痢や腹痛と嘔吐のタイミングはほとんど同時です。

そのため、**腹痛のあと数時間たって嘔吐が生じるという症状は、普通の胃腸炎とは違う、**もしかしたら腸閉塞・腸捻転などの病気が隠れているのでは、と思って診療を進めていきます。

では、それらの症状があった場合、病気の可能性はどれぐらいなのかが気になるところだと思います。

治療が必要な病気を、多いものからあげていくと、虫垂炎（盲腸）が4～20％、小腸閉塞が4％、尿路結石が4％程度です（MacGee 3rd Ed.）。

先ほど書いた血管の病気はかなり稀で、おそらく0・1％いるかどうかぐらいです。

もちろん、病院を受診する方の年齢や地域差もあるのですが、救急外来を受診する腹痛患者の半数近くは、入院や手術などの治療が必要ない、放っておけば治る腹痛といわれています。いわゆるお腹の風邪、「ウイルス性胃腸炎」も放っておけば治るのでこの中に入ります。逆に、ときどきそういう怖い病気があるのを忘れてしまうからこそ、こういうチェック項目を折に触れて思い出すのは重要です。

第１部のまとめ

□ 病気の原因は、検査をしなくても、症状をくわしく聞いたり診察したりすることで特定できる。

□ めまいで大事なのは、どんなめまいか（ぐるぐる回るのか）、どのくらい続くのか、手が動かしにくいなど麻痺がないかが大事。麻痺があったら脳梗塞を疑う。

□ 胸の痛みの場合は、深呼吸や胸を押さえて痛むなら、心筋梗塞の可能性は低い。

□ 頭痛は、バットでなぐられたような人生最大の痛みが突然したら、くも膜下出血の可能性大！

□ お腹の痛みは、原因によって痛み方が違う。前触れもなく、冷や汗が出るような激痛がきたら注意！

第1章

検査のよくある誤解

本書の第1部では、病院で検査を受けずに自分の体のことについて推理する方法を、めまい、頭痛、胸痛、腹痛のそれぞれの症状にそってお話ししてきました。

みなさんも、ポイントさえあらかじめ知っておけば、「この症状は気になる！」と言って病院に駆け込むようなことは減ると思います。

しかし、病院に勤務していると、「どうしても検査を受けたい」「検査を受けられるまで帰れません！」とおっしゃる方によくお会いするのもまた事実です。

この章では、そもそも「100％正しい」と思われがちな検査が、いかに曖昧なものかということをみなさんにお伝えしていきます。

検査を「過信」してしまっている方にぜひ読んでいただければと思います。

検査でわかることとは？

いきなりですが、みなさんに質問です。

「検査で異常があれば、必ず病気が見つかる。検査で正常なら、病気の心配はまずしなくてよい」と言われると、どう思いますか？

「それって普通のことですよね、当たり前じゃないですか」と思ったでしょうか。

逆に、「そういう質問をするということは、検査って実は正しくないんですか？」「病院に行って、『検査結果は正常だったから安心してください』って言われたんだけど……」とか、「じゃあ、いつも検査は何のためにしているの？」と思った方もいるかもしれません。

もちろん、検査が全然役に立たないわけではありません。多くの場合では、検査で異常があれば病気があるのですが、実は**「検査結果が異常でも病気がない」というのはよくあることなのです。**

おそらく、みなさんが思っているよりも検査は正確ではないし、間違った検査結果を示すことがあるため、「検査結果は異常でしたけど健康です」とか「検査結果は正常ですが、病気があるのは間違いありません」といったことは、そんなに珍しいことではありません。

そこで医療者は、この意外と曖昧な検査を最大限に活用するために、その患者さんが検査を受けた方がよいかどうかを考え、また検査をするなら、どのタイミングで行うのがよいかといったことをいつも考えているのです。

この医療者の考えは頭の中にしかないために、なかなか患者さんの目に見えませんし、また患者さんに検査結果を説明するときにも、「なぜあなたに検査をしたのか」ということは説明しません。

大事なのは、病気があるかどうかですし、医者が検査をするときには検査結果と病気の有無がかなり一致するような方を選んで検査をするわけですから、検査結果が正常か異常かを患者さんに説明すれば事が足りるからです。

一方で、昔に比べると検査も非常に身近になりました。血圧測定器が自宅にある方も増えましたし、薬局で妊娠反応検査薬なども手に入る時代です。テレビで、「この検査で病気がわかる」といった番組もよく見かけます。

このように、検査が一般的になるなかで、**検査と上手につきあうことは医療者だけでなく、患者さんにとっても非常に大事になってきている**のです。

そもそも、検査って何？

この本を手に取ったみなさんは、過去に一度ぐらいは病院に行って検査を受けたことがあるでしょう。

血液を採って調べる検査、ＣＴやＭＲＩ検査といった大きなトンネルのような機械に入って身体の深部を見る画像検査など、みなさんそれぞれ思い思いの検査を想像しながらこの本を手にされていると思います。

そもそも、検査とは何かというと、「ある基準に照らして適不適や異常・不正の有無などを調べること」（『広辞苑』より）です。血液検査なら、血液中のある成分が多すぎたり少なすぎたりしないか調べることで異常を見つけ、画像検査では変なものが写っていないか見ることで異常を見つけることができます。

『広辞苑』の定義からいうと、医師が患者さんの話を聞く、聴診器で胸部や腹部の音を聴いたり、腹部を触ったり叩いたりする診察も重要な検査の一つです。
実際、医師の診察も、血液検査や画像検査に劣らず、むしろそれらの検査以上に病気があるかどうか判別するうえでは役立つ検査なのです。

ＮＨＫで２０１０年から放送されている「総合診療医ドクターＧ」は、この診察に焦点をあてた番組です。

この「ドクターＧ」では、医師４人（ベテラン１名、研修医３名）が出演しますが、「新感覚！　病名推理エンターテインメント」ということで、検査の結果はほとんど提示されずに、患者さんの訴える症状や診察所見だけで病気を推理していきます。

ベテランの先生が経験した症例の病名を研修医が推理していくという形なのですが、番組を見ていると検査がほとんどすべて省略されるので、「そこで検査したらすぐわかるのに！」と突っ込みたくなるときもあります。

とはいうものの、症状や診察だけでどこまで患者の病気に迫れるかという点では非常に参考になりますし、研修医が実際に病名を見事に当てることも多いようです。

検査をせずに病気を推理していくのは一見無謀に見えるかもしれません。しかし、医療界に広く信じられている言葉に、**「症状や診察だけで病気の8割はわかる」**があるぐらいで、診察は病気があるかどうか、病気があるとしたらどのような病気かを探るうえで重要な検査なのです。

検査にはどんなものがある?

検査にはいろんな種類がありますが、いくつかの方法で区別しています。

1　検査に何を使うか

たとえば、その検査が血液を使って血液中の物質を測定する検査なのか、細い管状のカメラ、いわゆる内視鏡を使って身体の中を見る検査なのか、それとも健康診断でよく行う胸のレントゲン写真のように、放射線などを使って身体の奥を見る画像検査なのか、といった分類です。

2　その検査がどのくらい簡便なのか

たとえば、聴診器で胸やお腹の音を聴くのは非常に簡単で、聴診器ひとつあればどこででもできます。

一方で、ＣＴやＭＲＩといった大きなトンネルのような機械に入って身体の奥がどうなっているかを見る検査であれば、その機械のある場所まで患者さんが行く必要があるので、簡便とは言えません。

3　患者さんにとって負担がどの程度か

たとえば、聴診器などの検査であれば、聴診器が身体にあてられるだけで、負担はほとんどありません。服を脱ぐ必要があるのと、冬場だと聴診器が冷たくて身体にあてられると一瞬ひやっとする程度です。

逆に、たとえば血液検査などでは、血液を採るために針を刺す必要がありますし、大腸のポリープを採るような検査であれば、１～２㎝ある内視鏡のカメラを身体の奥に入れなければなりません。それに加えて、ポリープを採るために、血がたくさん出ることもあるでしょうし、かなり負担の大きい検査になります。

検査の信頼性・侵襲性はさまざま

- ✓ 患者の話を聞く問診
- ✓ 患者の身体を触ったり聴いたり（聴診器）する診察
- ✓ 血液を採って調べる検査
- ✓ レントゲン検査、超音波（エコー）、CT・MRIなどの画像検査
- ✓ 胃カメラなどの内視鏡検査
- ✓ 身体の組織を採ってくる検査（病理検査）
（＊身体の表面にない場合は画像検査や内視鏡検査で場所を確認して行う）

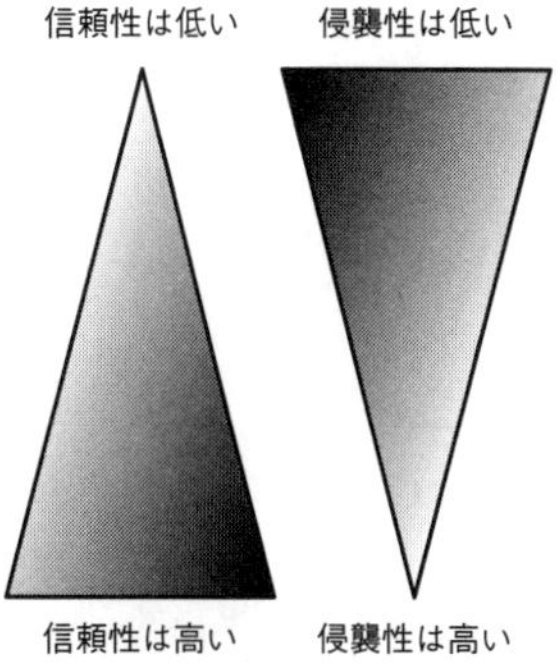

4　その検査はどのくらい正確か

検査にはいくつもの分類の仕方がありますが、なかでも重要な区別の一つです。

一般的には、「より手間のかかる検査」「簡便ではない検査」「侵襲性（体を傷つけること）のある検査」ほど精度・信頼性が高い傾向にあります（侵襲性があるのに信頼性の低い検査は困りますよね）。

ちなみに、より侵襲性が高い検査ほど段階的に信頼性は高くなりますが、その信頼性の変化は、それほど大きな差ではありません。

もちろん、医師が話を聞いて「がんの可能性があります」というのと、身体の一部を採ってきて「がんの診断です」というのとではだ

いぶ異なりますが、医師の診察と血液検査などでは、検査の信頼性も極端に違うわけではありません。

検査を過信する人々

ところで、医師として患者さんと接すると、血液検査や画像検査に対する過剰なほどの信頼に接することがあります。

たとえば、診察で「病気がありそうですね」と言われても、「はぁ」という感じで返すのに、「血液検査で異常がありますね」と言われると、すごく深刻な顔つきをされる患者さんに接することはよくあります。

また、「病院に行ったら検査をしなければならない」という思いがしっかり根づいている方もいます。お腹が痛い、のどが痛いなどの症状で病院を受診した際に、医者が話を聞いて診察しようとすると、「私は、話を聞いてもらいにきたんじゃない。検査をしてもらいにきたんだ。早く検査してくれ！」と言われたこともあります。

もちろん、侵襲性がかなり高い検査だと信頼性も高くなりますし、医師の診察とはまた精度がだいぶ異なってくるかもしれません。でも、検査が一律にすごい精度かというとそうではありません。

実は、検査というのは意外と曖昧なもので、あくまでも医師が診察をしたあとで、病気がありそうな人に行わないと役に立たないものなのです。

むしろ、やみくもに検査をすると、「健康なのに検査結果は異常」という場合がたくさん出てきてしまいます。

こう言われても、なかなか実感できないと思います。

では、検査というものがどのくらい曖昧なのか、どういう人に検査をした方がよいのかを考えずに、診察を省略して全員に検査をするとどうなるか、「妊娠反応検査」を例に見ていきます。

□誤解1　検査は、誰が受けてもいい
——検査には「正しい対象」がある（妊娠反応検査を例に）

では、身近にある検査を例にして、検査とはどういうものなのかを解説するとともに、よくある検査にまつわる誤解についてお話ししていきます。

「検査をしないと病気はわからない」と思っている方は多いと思います。では、病院に来た人全員に検査すればいいのかというと、そうではありません。

病院に来る人もさまざまです。病気がすごく心配で、実際に医者の見立てでもがんなどの病気がありそうな人から、あんまり本人は病気の心配はしていないけれど、ちょっと気になって病院に来たという人まで、本当にいろんな方がいらっしゃいます。

たしかに、信頼性の高い検査だからといって侵襲性の高い検査を、あまり病気の心配をしていない人にまで行うのはちょっとおかしい感じがしますよね。実は、**検査にはより妥**

当性の高い「正しい対象者」があって、医師は検査をする前に本当にその人に検査が必要かどうかを判断する必要があるのです。

ところで、検査というと病院でするものというイメージがありますが、自宅でも行うことのできる検査もあります。たとえば、「妊娠反応検査」は自宅で行われる検査の一つです。みなさんも聞いたことはありますよね。ドラッグストアで買えて、一番身近な検査ではないでしょうか。この身近な検査を例に、より「正しい検査の対象者」というのはどういう人になるのか、全員にこの検査をするとどうなるのかを見ていきます。

妊娠反応検査について考える場合、女性の月経周期の仕組みを知っておくと考えが楽になるので少し解説します。

通常、女性の子宮は妊娠できるように、ホルモン（LH：卵胞刺激ホルモン、hCG：黄体ホルモン）、子宮内膜の厚み、体温、卵巣などが28日周期で変化していきます。受精した卵子と精子は、子宮の壁（子宮内膜）に付着して胎児となり生まれてきますが、子宮の壁に付着するときに子宮の壁が薄いとなかなか付着できません。

ただ一方で、人間の身体は子宮内膜をつねに分厚い状態にすることができません。そこで、28日ごとに子宮内膜をつくっては壊してを繰り返しています（月経は壊れた子宮内膜が捨てられる状態です）。

月経で子宮内膜をいったんリセットしたあと、14日程度かけて子宮内膜は徐々に分厚さを増していきます。そして、妊娠できるぐらい分厚くなると、LHホルモンというものが急激に上昇して、その刺激で卵子が子宮の中に排出されます。

この卵子は、受精しないと2週間ぐらいの寿命で、月経とともに身体の外におりものとして出ていきますが、もし受精した場合には子宮内膜に付着して胎児へと変化していきます。妊娠反応検査では、卵子が産生しているホルモンの一種であるhCGというものを測ります。

このhCGは、もし受精がなかった場合、卵子が2週間ぐらいで死んでしまうために、ほぼゼロになってしまいます。一方で、受精して妊娠した場合は、卵子は胎児へと徐々に大きくなる過程で産生するhCG量をどんどん増やしていくため、母親の血液中のhCG

は上昇していきます。

卵子が産生したhCGは母親の血液中に入り、一部は尿の中に排出されます。このため、妊娠した場合と、妊娠しなかった場合とでは、尿中のhCGの値が異なってくるのです。

妊娠反応検査薬は、この値の違いを利用して、hCGがある一定の値より高ければ陽性（妊娠あり）、hCGが低ければ陰性（妊娠していない）というふうに判断しているのです。

さて、たとえばすべての女性が妊娠反応検査をしたらどうなるでしょうか。小学生から閉経後の方まで検査をするとしたらどうでしょうか。

もちろん、そういう人に検査をするなんてナンセンスですよね。あくまでも、目的としては妊娠したかどうかを調べる検査なので、「妊娠可能な年齢の女性で、最近セックスしたことがあって妊娠している可能性があり、なおかつ生理が遅れている」方が対象になりますよね。これが、いわゆる「正しい検査対象」です。

実際、この検査の特徴は、月経後4週間でhCGが低下するのを利用している点です。

もし、月経後3週間で妊娠反応検査をすると、体内には多少hCGがあります。もちろん妊娠しているときのｈＣＧと、妊娠していないときのｈＣＧのピークとを比べると、妊娠しているときのｈＣＧの方が高いために、たとえ月経後3週間で妊娠反応検査をしても陽性（妊娠あり）になることは稀ですが、人によってはうっすらと反応することはあるようです。

妊娠反応検査で陽性反応が出た男性!?

では、この妊娠反応検査を男性がやったらどうでしょう。そしてもし、妊娠反応が陽性だったら……？　当たり前ですけど、妊娠したなんて思いませんよね。

海外では、性同一性障害の元女性（社会的には男性）が妊娠するといったケースがニュースになりましたし、将来はｉＰＳ細胞や再生医療が進歩して、男性でも子宮を移植して妊娠、なんていうケースがあるかもしれませんが、現在のところは男性が妊娠することはありません。たとえ妊娠反応が陽性になろうとも、妊娠していることはありえません。

ちなみに、男性が妊娠反応検査をやって陽性が出てしまい、ネット上で話題になった例があります。この男性は、付き合っていた女性が置いていった妊娠反応検査薬を試しに使用したところ、妊娠反応で陽性（妊娠あり）が出たそうです。

実はこの男性、あとで病気が見つかりました。ブログのコメントで、「精巣腫瘍の可能性があるかも」と言われて、あわてて病院で検査をしたところ、なんと精巣腫瘍が見つかったのです。

確かに、妊娠反応検査はあくまでも尿中のｈＣＧを測定するだけなので、なんらかの理由で血液中のｈＣＧが上昇すれば妊娠反応は陽性になります。この男性の場合は、精巣腫瘍からｈＣＧが産出されたため、結果的に妊娠反応が陽性になったのでした。

少し話がそれましたが、このような例から、**検査は、診察をしたうえで「正しい検査対象」にしぼって行うからこそ役に立つもの**、といえます。

この妊娠反応検査という検査であれば、診察によってまず男性を省き、初経前や閉経後の女性を省き、性交渉歴のない方(処女やセックスレスなど)を省き、性交渉歴が最近あり、かつ月経が遅れている人だけに検査をする必要があります。

もちろん、こんなことはわざわざお話しするまでもなく、みなさんもすでにやっていることですが、こういう「正しい検査対象に限って検査を行う」ということは非常に大事です。

□誤解2　検査の結果は100％正しい

――「検査の結果が異常なのに病気なし」の場合もある

検査は、一般的に「正常」、または「異常」の2択で示されます。また、病気についても、「病気がある」か「病気がない」かの2択で示されます。

みなさんが想像しやすいものとしては次の2つだと思います。

・検査陽性（検査異常、病気がありそう）＝　病気あり
・検査陰性（検査正常、病気がなさそう）＝　病気なし

この2つは非常に納得しやすいのですが、すべての検査結果がこの2つになるわけではありません。

先ほどの男性に対する妊娠反応検査にあるように、検査の結果が必ずしも妊娠（あるいは病気）の有無と一致しているわけではありません。

つまり、**検査の結果が異常なのに病気がない場合、検査の結果が正常なのに病気のある場合もある**のです。

ちなみに、検査では正常か異常かが結果として示されますが、正常のことを「陰性」、異常のことを「陽性」と表現します。そして、基本的には病気はあるかないかの2択になります。

そこで、検査の正常・異常、病気の有無を分けて2×2の表をつくると、次のページの上の表のようになります。

検査を受けられた方は、この表のA、B、C、Dの4つに分けられます。検査の結果と病気の有無が一致する場合、つまり「検査陽性かつ病気あり」「検査陰性かつ病気なし」の状態を〝真〟の状態といいます。「検査陽性かつ病気あり」を「真陽性」、「検査陰性かつ病気なし」の場合は「真陰性」と呼びます。

	病気あり	病気なし	計
検査陽性（異常）	A（真陽性）	C（偽陽性）	A＋C　人
検査陰性（正常）	B（偽陰性）	D（真陰性）	B＋D　人
計	A＋B　人	C＋D　人	A＋B＋C＋D　人

	本当に大変	たいしたことない	計
後輩がやばいと判断	A	C	A＋C　人
大丈夫と判断	B	D	B＋D　人
計	A＋B　人	C＋D　人	A＋B＋C＋D　人

逆に、検査結果と病気の有無が一致しない場合は〝偽〟と呼んでいて、「検査陽性だけど病気なし」を「偽陽性」、「検査陰性だけど病気あり」を「偽陰性」と呼びます。

別のたとえをすると、職場で仕事を後輩にまかせているときに、後輩から「先輩、大変なことになりました」と言われたとします。

ここでは、「病気あり」が「仕事が大変なことになっている」、後輩の言葉が検査です。後輩がやばいと言っているのに、仕事は全然問題なければ「偽陽性」の状態です。

検査を受けたときに知りたい情報としては、「検査異常（陽性）だったけれど、実際に自分は病気なんだろうか？」とか、「検査正常（陰性）だったけれど、本当に病気はないの？」があります。

先ほどの仕事の例だと、後輩からの報告で「先輩、大変なんです！」と言われた場合、本当にやばいときがどのくらいあるかという情報ですが、こういう情報を「的中率」と呼びます。検査陽性で病気がある確率を「陽性的中率」、逆を「陰性的中率」と呼びます。天気予報の降水確率は、この的中率を使用して示されています。

・検査陽性の人のうち、本当に病気がある人（A/〔A＋C〕）＝陽性的中率
・検査陰性の人のうち、本当に病気がない人（D/〔B＋D〕）＝陰性的中率

検査の正確さを表す「感度」「特異度」

ほかにも、検査の正確さを表す言葉として「感度」、「特異度」というものがあります。

感度は本当に病気がある人のうち検査で異常が出た人の確率、特異度は本当に病気がない人のうち検査で正常と出た人の確率になります。


この感度・特異度は、100%に近ければ近いほどよい検査です。

感度は本当に病気がある人のうち、何人が検査で陽性（異常）が出るかを表しているものです。職場の例で言えば、「大変な事態」をちゃんと「やばい」と認識して、「たいしたことのない事態」をちゃんと「大丈夫」と判断する能力のことです。

本当に病気がある人は全員、検査で異常と出てほしいですよね。逆に、本当に病気がな

$$\text{感度} = \frac{\text{検査で陽性（異常）と出た人}}{\text{本当に病気がある人}}$$

$$\text{特異度} = \frac{\text{検査で陰性（正常）と出た人}}{\text{本当に病気がない人}}$$

い人は全員、検査で正常と出てほしい。

実際に、感度100％、特異度100％であれば、検査が陽性なのに実は病気がないという事態（偽陽性）は一例も生じず、偽陰性も一例も生じません。

ただ、現実的には**検査の性能というのは100％ではなく、だいたいよくて感度、特異度80〜90％程度のことが多い**ようです。

検査の精度は、「陽性的中率と陰性的中率」、または「感度と特異度」のどちらかを使って示されることがほとんどです。

ニュースなどで、がんの新しい検査について「精度○％」という記事がある場合、的中率のことを言っているのか、それとも感度のことを言っているのかを意識すると、より深くニュースを理解できると思います。

ちなみに、ある検査があった場合、その検査の感度と特異度はつねに一定の数値を取りますが、**的中率は検査を受ける人によって変わってきます。**

この点について、次のインフルエンザを例に見ていきましょう。

医者は検査を使って、どのように病気を推理しているのか（インフルエンザを例に）

検査の精度は、感度・特異度で表すというお話をしたところで、インフルエンザを例に、医者は検査をどのように使っているのかを見ていきましょう。

インフルエンザの検査にはいくつかあります。まず、直接ウイルスを繁殖してウイルスがいるかをみる方法、また、ウイルスに感染した場合、身体は「抗体」というものをつくって抵抗するのですが、この抗体を測定する検査があります。

ウイルスを繁殖させる検査だと、感度・特異度はほぼ100％といわれますが、検査に

1週間近くかかってしまいます。インフルエンザ自体、1週間もしたらだいぶ症状が治ってしまうので、検査の結果が出るまで1週間も待てないですよね。

そこで、簡便な方法として、抗体を簡便に測る「迅速検査」を使います。


インフルエンザの迅速検査では、のどや鼻の奥に綿棒を突っ込んで採ってきた分泌物の中に抗体があるかどうかを調べます。病院でよく行う検査なので、知っている方も多いでしょう。実際に使用されたことのある方も、鼻の奥に綿棒を入れられて不快な思いをした人もいるかもしれません。

あの検査のメリットは、なんといっても早いこと。実際、15分程度で検査結果が出ます。そのかわり、精度は落ちます。感度が62・3％、特異度は98・2％程度といわれています(Ann Intern Med. 2012;156:500)。


ところで、感度・特異度が100％だったら正確な検査といっているのに、感度62％、特異度98％で本当に役立つのか、と疑問に思いませんか。

そこで、インフルエンザを例に、実際に患者さんが来たときに検査を使ってどう計算し

救急外来を受診したインフルエンザ患者数の割合

（2010年11月〜2011年5月　AM0〜9時）

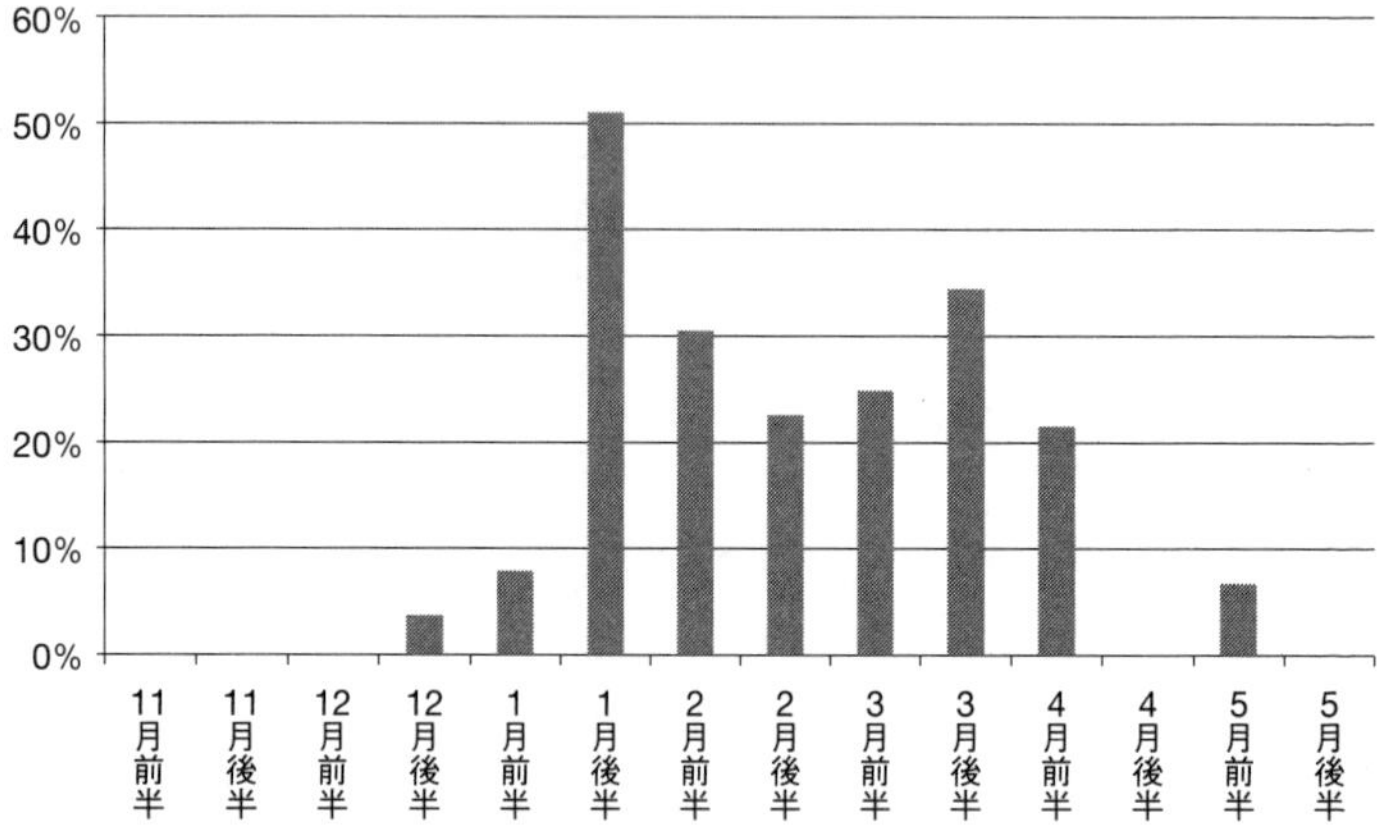

ているのか、医者の頭の中をのぞいてみましょう。

病院に来た人のうち、半数がインフルエンザと見積もった場合

上の図は、2010年11月から2011年5月にかけて、倉敷中央病院に夜間（病院の深夜帯、AM0〜9時）の間に発熱を訴えて救急外来を受診した患者さんのうち、医師がインフルエンザと診断した人数の割合です。

一般的にインフルエンザウイルスは、温度が低く乾燥した冬の方が長く生きられるため人にうつりやすく、日本では12〜3月ごろに流行します。倉敷中央病院の夜間救急外来でも、12月ごろから患者が発生しはじめて、4

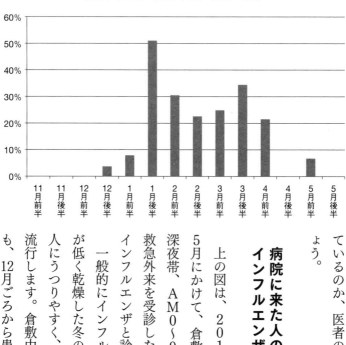

	病気（インフルエンザ）あり	病気（インフルエンザ）なし	計
検査陽性（異常）			
検査陰性（正常）			
計	50人	50人	100人

月上旬には終息していたのがわかります。

この中で、発熱患者さんのうちインフルエンザが一番多かった1月後半を例にしてみます。

グラフによると、この時期、熱があると言って救急外来に来た人のうち、インフルエンザだった人の割合は51・1％でした。つまり、2人に1人がインフルエンザですから、もし発熱で病院に来た患者さんが100人いたとすると、50人がインフルエンザ以外で、50人がインフルエンザだったということになります。

先ほどの2×2の表にしてみると、上のような感じですね。

$$\text{感度} = \frac{\text{病気の人のうち検査異常の人}}{\text{病気の人全員}}$$

$$\text{感度} \times (\text{病気の人全員}) = \frac{\text{病気の人のうち検査異常の人}}{\text{病気の人全員}} \times (\text{病気の人全員})$$

$$\text{特異度} = \frac{\text{病気でない人のうち検査正常の人}}{\text{病気でない人全員}}$$

$$\text{特異度} \times (\text{病気でない人全員}) = \frac{\text{病気でない人のうち検査正常の人}}{\text{病気でない人全員}} \times (\text{病気でない人全員})$$

次に、残りの枠をうめてみます。今回は、計算を簡単にするため、感度を62・3%から切りのいい7割に、特異度を9割に設定してみます。まず、2×2の表の左上のところ、つまり「病気がある人のうち、検査で異常と出た人」です。もともとの感度を求める式を、上の数式のように変換すると、この左上の「病気の人のうち、検査で異常が出た人」というのは、感度と病気の人全員をかけあわせることで計算できるのがわかります。

感度が7割で病気の人が50人ですから、50人の7割、つまり35人が左上の枠の数字になるのがわかります。

	病気（インフルエンザ）あり	病気（インフルエンザ）なし	計
検査陽性（異常）	35人	5人	40人
検査陰性（正常）	15人	45人	60人
計	50人	50人	100人

ということは、左下は50人のうち35人を除いた人数なので、50－35人、つまり15人になります。

病気がない人の場合も考えてみましょう。前のページの数式のように、特異度の式を組み替えてみると、特異度と病気でない人全員をかけあわせることで、病気でない人のうち検査が正常の人、つまり表の真ん中の列の下がうまります。

今回の例だと、病気でない人が50人、特異度が9割ですから、50人の9割なので45人です。すると、真ん中の上は、病気でない50人から45人を引いた残りの人数、つまり5人。

右端の列は、数字を足すだけですから、全部うめると前ページのような表になります。

「あなたは87・5％インフルエンザです」!?

今回の患者さんの場合、2人に1人はインフルエンザですから、検査をしなくても発熱を訴えて病院に来た時点で、医師が当てずっぽうで「あなたインフルエンザですね」と言っても、50％の可能性で当たります。

それが検査をすることで、検査が陽性（異常）だった場合、本当に病気があるのは40人中35人（87・5％）になるため、検査陽性の人に「あなたインフルエンザですね」と言えば、9割近くは当たることになります（それでも、100％ではないことに注意が必要です）。

医者の頭の中の判断としては、検査が陽性（異常）だけれど、実は病気がない人も40人中5人（12・5％）いるわけですが、87・5％もインフルエンザの可能性があるなら、インフルエンザと診断・断言してもよいだろう、ということになります。

みなさんは、この「9割」という数値を見てどう思いますか？

患者さんに検査をする場合、医者の頭の中ではこのような計算をして、この患者さんがどのくらいの確率でインフルエンザかを評価しているのです。

もちろん、患者さんから見れば、最終的には「インフルエンザ」、もしくは「インフルエンザじゃない」の2択です。もし医者から「あなたは87・5%インフルエンザです」なんて病院で言われても困ってしまいますよね。

患者さんに伝えるときには、「病気がある」か「病気ではない」のどちらかで伝えた方がわかりやすいので、**病気の確率を考えつつ、その病気と診断をつける・つけないことの影響なども加味しながら、最終的に診断をつけているのが実情なのです。**

たとえば、小学校や中学校の先生、生徒などであれば、インフルエンザを見逃した場合に感染が拡大するため、インフルエンザの可能性が比較的低くてもインフルエンザとして対応してもらいます。

逆に、人と接する機会が少ないような方で、インフルエンザかどうか悩ましい場合には、なるべく人に会わないようにと一言付け加えつつも、インフルエンザではないものとして

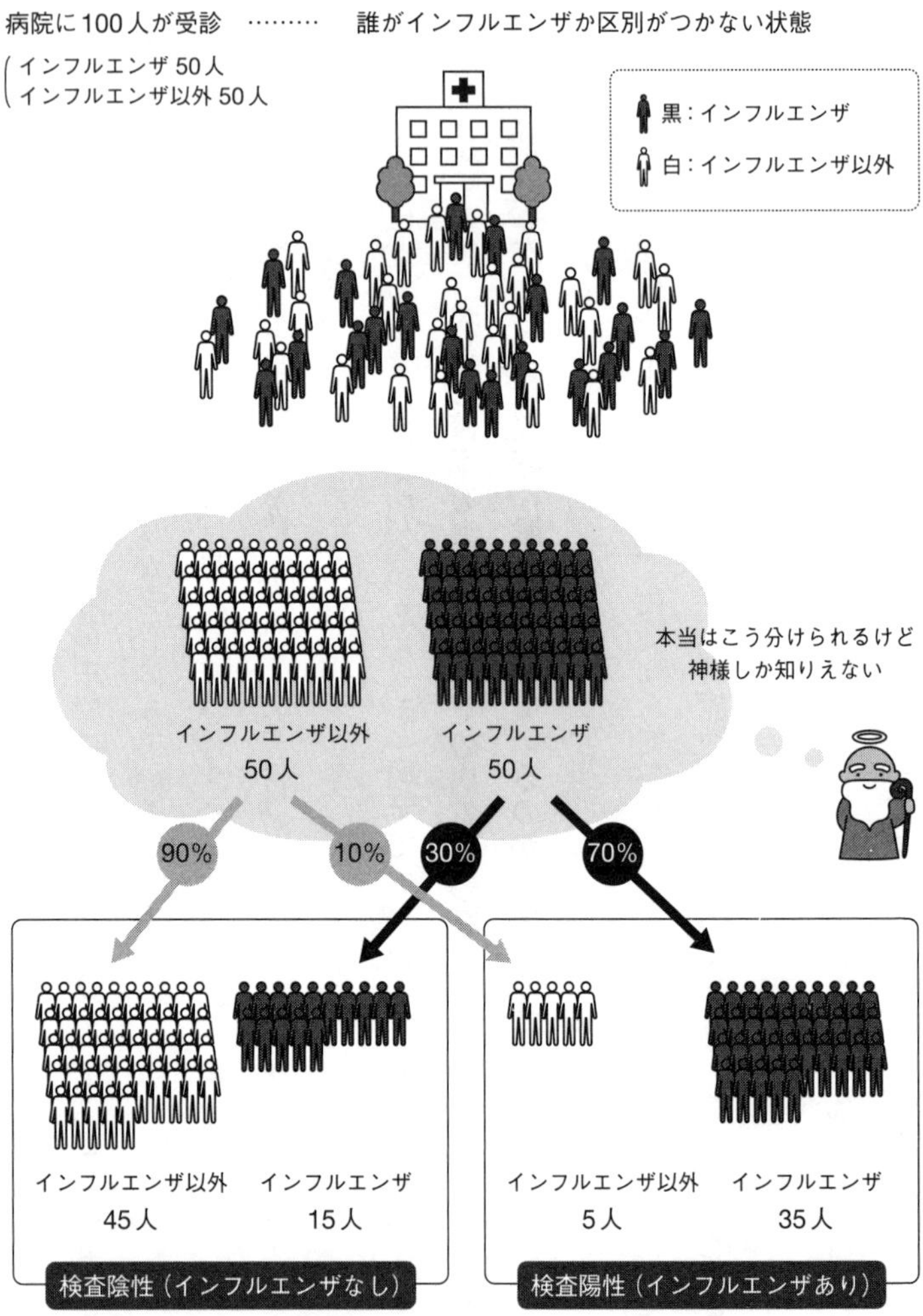
病院に100人が受診 ……… 誰がインフルエンザか区別がつかない状態
インフルエンザ 50人
インフルエンザ以外 50人
黒：インフルエンザ
白：インフルエンザ以外
本当はこう分けられるけど
神様しか知りえない
インフルエンザ以外
50人
インフルエンザ
50人
90%
10%
30%
70%
インフルエンザ以外
45人
インフルエンザ
15人
インフルエンザ以外
5人
インフルエンザ
35人
検査陰性（インフルエンザなし）
検査陽性（インフルエンザあり）

お伝えすることもあります。

このように、最終的に診断をつける前には、さまざまな要素を総合的に考慮しているのです。

誤解3　冬に「インフルエンザ検査が陰性だから」といって出勤してもよい
――検査には得意・不得意がある

インフルエンザの検査について見てきましたが、私たち医者を悩ませるよくある間違いの中に、こういうものがあります。

冬、インフルエンザが流行しているときに、「職場でインフルエンザがはやっていて、昨日から発熱とのどの痛みが出てきました。職場で、『インフルエンザの検査をしてもらってきて』と言われたので来ました」と言って来られることがあるのです。

きっと、「何が間違っているんですか？　普通のことじゃないんですか？」と思う方が多いでしょう。しかし、「検査陽性だったら、インフルエンザなので仕事を休む。検査陰性なら、インフルエンザじゃないので仕事をする」というのには、実は悩ましい間違いがあるのです。

インフルエンザ迅速検査は、「異常になかなか気づかない後輩」？

「誤解2」のところで、職場の後輩の例をあげたのを覚えていますか？　後輩が「大変なことが起きています or 大丈夫です」というのが検査、「本当に大変なことが起きている or 起きていない」が病気の有無、という例であげましたが、後輩にもいろいろいますよね。

たとえば、小さな問題でも大きくして報告する後輩。「あいつの言っている大変は全然信用できない。ただ、あいつが大丈夫といえばほとんど大丈夫だけど……」というタイプです。

逆に、大きなことも小さくして報告する後輩もいると思います。上司に怒られるのを恐れて、非常に大変な事態になったとしても小さく報告してしまう。

それか、そもそも重大さを評価できないタイプ。こういうタイプから「大変です」という報告があれば、かなりまずい状態が生じている事態が想定されるので、すぐに動く必要があります。

検査の世界にも、この後輩と同じように、いろんな種類があります。

たとえば、「小さな問題も大きく報告してしまう後輩」に似ているのが、「病気の人は必ず異常となるが、健康な人まで異常と出てしまう検査」があります。こういう検査は、病気を見つけるのは苦手ですが、絶対に病気でない人を見つけるのは得意です。

こういう検査として、がん検診などの検査があります。がん検診の場合は、最終的に病気があるかどうかは精密検査が調べてくれるので、とりあえず絶対に病気のない人をスクリーニングする必要があります。

検査の特徴上、本当はがんがない人でも検査で異常と出てしまいますが、ちゃんとあとの精密検査で病気がないことを確認できるので、ひとまず絶対に病気のない人だけでも見つけられたら十分役立つ検査なわけです。

逆に、「大きな問題が生じても大丈夫と言ってしまう後輩」に似た検査もあります。「病気のない人に異常という結果は絶対に出さないけれど、たとえ病気があっても検査で異常と出ない検査」のことです。

検査ではないですが、たとえば体重がここ数か月で5~10kg、一気に痩せたといった症状はこれに当てはまります。食事をよく摂っていて、運動を増やしたわけではないのに体重が減るということは普通はありませんが、がんや糖尿病、甲状腺の過活動になると生じることがあります。

もちろん、がんや糖尿病になったからといって、全員が体重が一気に落ちるわけではありませんが、病気のない人で体重が落ちることはまずないので、病気がありそうな徴候になります。

実は、インフルエンザの迅速検査も偏った検査の一つで、感度は62・3%と低めですが、特異度は98・2%と、ほとんど100%に近い精度をもっています。

感度が60%というのは、たとえ病気があったとしても60%しか病気だと判断できない、つまり「大きなことも小さくする後輩」と似たような特徴をもった検査だということです。

これはどういうことかというと、インフルエンザの迅速検査で陽性（異常）が出れば、まずインフルエンザと言っても間違いない一方で、検査で陰性だからといってインフルエンザじゃないとは簡単には言えないわけです。

検査だけだと、4割の見逃しが

もちろん、「検査陰性＝インフルエンザではない」と言える状況もあります。たとえば、インフルエンザがそんなにはやっていない季節なら、インフルエンザではないことを確認するためにこの迅速検査を使えます。

しかしながら、すごくインフルエンザが流行しているとき、つまり学校閉鎖するぐらい、周りでインフルエンザが流行しているときには役に立ちません。インフルエンザが最流行しているときに、インフルエンザのような症状（発熱＋咳、鼻づまり、のどの痛み、筋肉痛、頭痛など）がある人が病院に来た場合、１００人中80人はインフルエンザという報告があるぐらいです（Arch Intern Med 2000;160:3243）。

こういう状況だと、感度62％ということは、迅速検査だけでインフルエンザかどうか判断すると、80人のうち4割、つまり32人の人が本当にインフルエンザなのにもかかわらず、病気を見逃されるわけです。

このように、①インフルエンザ迅速検査は、「異常になかなか気づかない後輩」のような特徴をもっていること、また②インフルエンザの最流行期には発熱・のどの痛み・関節痛などがあって病院に来た人は、インフルエンザの可能性が非常に高いこと、の2つの理由から、「検査が陰性なら仕事に行きます」というのは非常に悩ましい問題をかかえているのです。

インフルエンザ迅速検査が役に立つのはどんなとき？

特に困るのは、学校の先生や幼稚園の先生が、学校が学級閉鎖をするぐらいインフルエンザが流行している時期に、「熱が高くて関節が痛い。職場でインフルエンザじゃないか確認してきてと言われたので……」と言って、職場の指示で来院されるケースです。

こういう方が来られた場合には、たとえ迅速検査をして陰性が出たとしてもインフルエンザを否定できません。それに、もし学校の先生が実はインフルエンザだったら、学校中でよりいっそうインフルエンザが流行してしまいます。

そのため、「検査で陰性でも、インフルエンザは否定できません。症状からインフルエンザだと判断しますので、診断書を書きますね」といった形で対応することになります。

本人の意思もあって来院された場合は、こういった説明でも納得してもらえるのですが、時には「職場の上司に『検査をしてきてください』と言われたので、検査をせずには帰れません」と言われる場合もあります。

もちろん、検査で陽性と出れば、「検査でも陽性でしたので、インフルエンザですね」で問題ないのですが、検査をして陰性と出てしまった場合は、「検査は陰性だったが、インフルエンザの可能性は十分にある」という非常に悩ましい事態が生じます。

検査をしに来院した学校の先生からしてみれば、鼻の奥に綿棒を突っ込まれたにもかかわらず、インフルエンザの可能性は相変わらず高いまま。それに職場に戻ったら、「検査は正常でしたが、インフルエンザでした」なんていう、意味のわからない説明を上司にしなければならないわけです。体調が悪いうえに、こんなことになってしまって大変申し訳ないといたたまれなくなります。

検査の特徴を考えるなら、**インフルエンザ陽性の結果が欲しい場合には、このインフルエンザ迅速検査はちょうどいい検査です。**

たとえば、小学生や中学生がインフルエンザの流行時期である冬に、インフルエンザであることを証明して学校を休むのを、欠席扱いではなく出席停止にしたい場合。体調不良で休むと皆勤賞を逃すけど、インフルエンザであれば皆勤賞を目指せる、といった場合には役立つ検査になります。

医療者の目線でみると、診断書をもらうためだけに調子の悪い体にむちうって病院に来なくても……とか、もしインフルエンザだったら病院でインフルエンザをばらまく形になるので、自宅で安静にしてもらった方がよいのでは、と思うことはあります。

それに、最近では学校によっては、体調不良の子が皆勤賞のために学校に来るのはあまりよいことではないという判断から、皆勤賞の制度がないところもあるようです。

いずれにせよ、「インフルエンザではないことを証明する」場合と異なり、この「インフルエンザであることを証明したい」ということであれば、このインフルエンザの検査の特徴にちょうど合致するのです。

誤解4　精度99％の検査の結果は、つねに99％正しい
――検査の前提によって結果は変わる（HIV検査を例に）

インフルエンザの例で、実際に医者が、それなりの精度の検査を使ってどのように診療しているのか、わかっていただけたのではないかと思います。

インフルエンザ迅速検査は、精度が感度62％、特異度98％でした。では、感度や特異度が99％を超えるような検査だと、検査の信頼性は100％になり、「検査陽性だけど病気なし」や「検査陰性だけど病気あり」ということはなくなるのでしょうか？

実は、インフルエンザの検査以外に目を向けると、99％を超えるような検査もあります。その中で今回は、HIV検査を例に考えてみます。

ＨＩＶの正式名称は「ヒト免疫不全ウイルス」で、エイズ（ＡＩＤＳ）の原因ウイルスです。このウイルスに感染すると、数年～10年かけて免疫力が落ちていき、普通の人なら病気にならない菌やウイルスでも重篤な症状が出てきます。

ＨＩＶやエイズについては、啓発活動もたくさんされているので、多くの方がご存じだと思います。ＨＩＶは、ＨＩＶウイルスを含む血液や母乳、精液・腟分泌液などが、相手の粘膜部分（口内、性器）や傷口などに接触することで感染します。

具体的には、①ＨＩＶ感染者との性行為、②輸血（血液製剤）、③出産時（母子感染）などを通じて感染します。

このＨＩＶ検査は、インフルエンザと比べると、かなり精度の高い検査です。確かに、多くの人が毎年かかって治るインフルエンザと、命を奪われるかもしれないＨＩＶの検査が同じくらいの精度では困りますよね。

このＨＩＶの検査は、大きく分けて２つあります。保健所などで最初に受ける検査が「スクリーニング検査」。もしこの検査で検査陽性（異常）が出た場合には、「確認検査」で本当にＨＩＶに感染したかどうか調べていくことになります（ＨＩＶ検査相談マップ http://www.hivkensa.com)。

さて、このＨＩＶのスクリーニング検査は、「ＨＩＶ検査相談マップ」のサイトによると、感度が99・7%、つまりＨＩＶ感染者が１００人いたら、まず１００人とも陽性になる検査です。インフルエンザの検査と比べると、格段に性能がよいことがわかります。

特異度については記載がないのでわかりませんが、特異度も99・7%と考えて、インフルエンザの例で計算したように、検査の結果について考えてみましょう。

ＨＩＶ感染者が１００人中50人の場合は、次のページの表のようになります。検査陽性（異常）の人のうち、本当に病気があるのは49・85人／(49・85人＋０・15人)。なので、検査陽性であれば、ほぼ１００%、ＨＩＶ感染者であることになります。

また、検査陰性の人のうち、実は病気がある人もほとんど0なので、先ほどのインフルエンザ検査の結果と比較すると、ＨＩＶの検査はすごく正確だといえます。

HIV感染者が100人中50人の場合

	病気あり	病気なし	計
検査陽性（異常）			
検査陰性（正常）			
計	50人	50人	100人

	病気あり	病気なし	計
検査陽性（異常）	49.85人	0.15人	50人
検査陰性（正常）	0.15人	49.85人	50人
計	50人	50人	100人

検査陽性（異常）の人のうち、本当に病気がある人

49.85 / (49.85 + 0.15) × 100% = **99.7%**
（検査陽性の100人のうち、本当にHIV感染者なのは、ほぼ100人）

検査陰性（正常）の人のうち、実は病気がある人

0.15 / (0.15 + 49.85) × 100% = **0.3%**
（検査陰性の100人のうち、実はHIV感染者なのはほぼ0人）

「HIV感染者は、100人中何人いるのか」という前提に注意

ただ、**ここで注意しないといけないのは、「HIV感染者が100人中何人いるのか」という前提**です。

インフルエンザは、おそらく多くの方が一度はかかったことのある病気だと思いますが、一方でHIV感染者になったことがある人はほとんどいないと思います。

実際、HIV感染者およびエイズ患者の累積届け出数は、2013年3月31日の時点で、HIV感染者が1万4932人、エイズ患者が6842人です(「国民衛生の動向(2013／2014)」［厚生労働統計協会］より)。

もちろん、検査を受けていない人はこの数には入っていないし、診断されていない人がどのくらい潜在的にいるのかはわかりません。累積届け出数から大ざっぱに見積もって、日本にはHIV感染者が2万人いるとしましょう。

一方で、日本の人口は、2013年6月の時点で1億2689万人、だいたい

1億2000万人だとします。

すると、日本の人口のうちエイズ患者は2万人／1億2000万人、つまり6000人に1人ぐらいの割合になります。

では、先ほどの2×2の表にすると、153ページのような表になります。

この結果から見ると、検査が陽性と出た人のうち、本当に病気（HIV）があるのは、たった5％（20人に1人）になります。逆の言い方をすると、たとえ検査で陽性になっても、20人中19人は、実はHIV感染者ではないということです。

つまり、あなたが思いつきでHIV検査を保健所で受けたとして、たとえ検査が陽性であっても、HIVの可能性は5％（20人に1人）でしかありません。

もちろん、もともとは6000人に1人しかいない、つまり0・017％しかHIVの可能性がないものが、5・2％までHIVの可能性が上がっているので、病院で追加の検査を受けることをおすすめしますが、**一度スクリーニング検査で陽性になったからといって、すぐに「自分はHIVなのかも……」と思い込む必要はないのです。**

HIVに感染するようなきっかけがなければ、HIV検査なんて受ける予定はないと思

HIV感染が6,000人に1人の場合

	病気あり	病気なし	計
検査陽性（異常）			
検査陰性（正常）			
計	1人	5,999人	6,000人

	病気あり	病気なし	計
検査陽性（異常）	0.997人（≒1人）	18人	18.997人（≒19人）
検査陰性（正常）	0.003人（≒0人）	5,981人	5,981.003人（≒5,981人）
計	1人	5,999人	6,000人

検査陽性（異常）の人のうち、本当に病気がある人

0.997/（0.997＋18）× 100% ＝ **5.2%**
（検査陽性の100人のうち、本当にHIV感染者なのは、ほぼ5人）

検査陰性（正常）の人のうち、実は病気がある人

0.003 /（0.003＋5,981）× 100% ＝ **0.00%**
（検査陰性の100人のうち、実はHIV感染者なのは、ほぼ0人）

われる方は多いと思いますが、ＨＩＶ検査は妊婦検診の項目（希望すれば検査ができる）に入っている地域も多いようです。

というのも、もしＨＩＶ感染が母親にある場合、「薬による治療」＋「帝王切開」＋「母乳を使わない」の３つを行わないと、生まれてくる赤ちゃんにもＨＩＶがうつってしまうからです。

ＨＩＶ検査が陽性でも、ＨＩＶの可能性は５％？

日本では、だいだい年間１００万人の赤ちゃんが生まれていますから、毎年約１００万人の妊婦の方がいることになります。

そのうち、何人の方がＨＩＶ検査を受けているかは不明ですが、もし毎年１００万人の妊婦がＨＩＶ検査を受けているとすると、感度が99・7％なので、検査を受けた妊婦のうち0・3％、つまり毎年約３０００人が「偽陽性」（ＨＩＶ感染者ではないのにもかかわらずＨＩＶと判断される）になる計算になります。

もし妊婦の方で、**ＨＩＶ検査が１回陽性になったとしても、心当たりがないようでした**

ら、あくまでもＨＩＶの可能性は５％程度です。すぐに悲観したりせずに病院に行って、再度検査をしてもらってください。

ちなみに、ＨＩＶ検査を受けて陽性が出た人のうち、５％（20人に１人）しかＨＩＶの可能性がないというのは、「心当たりのない人」の場合の数字です。

それとは別に、心当たりがある、といって保健所に検査に来る人の場合は、**検査前の可能性が異なるため、検査の解釈には注意が必要です。**

なにかしら、思い当たる節があって保健所にＨＩＶ検査を受けにきた人のうち、本当にＨＩＶに感染している人は０・３％、つまり３３３人に１人になります。ＨＩＶに思い当たる節のない人の場合は、６０００人に１人の可能性ですから、検査をする前から20倍ぐらいＨＩＶの可能性が高いわけです。

検査陽性の場合に、ＨＩＶの可能性はどのくらいかを、感度・特異度を使って調べてみると、ＨＩＶ陽性と出た場合には、50％の割合でＨＩＶ感染者ということになります。思い当たる節のない人の場合は、検査陽性でもＨＩＶなのは、20人に１人だったのが、心当たりのある人の場合は2人に1人がHIVとなるのです。

このように、**たとえ検査の精度が100%に近くても、「検査前の病気の可能性」によって結果は大きく変わる**ということがわかります。

column

献血がＨＩＶに汚染されているかどうかは、どのように検査しているのか

２０１３年、ＨＩＶに関する残念なニュースが流れました。11月に、40代男性から献血された血液が、ＨＩＶに汚染されていることが判明したのです。もちろん、この男性からの血液は廃棄されました。

これですんだのであれば、輸血される前にチェック機能が働いてよかった、という話でいいのですが、この男性は２０１３年2月にも献血していたのです。そのときのＨＩＶ検査は陰性だったのですが、より高精度の方法で再度検査をしたところ、ＨＩＶが検出されたのです。

そのときの血液は、すでに2人に輸血されており、そのうちの1人の60代男性にＨＩＶが感染していることが確認されています。

さて、献血にＨＩＶなどの血液でうつる感染症のウイルスが入ってないか、ど

うチェックしているかご存じでしょうか。ＨＩＶに関していうと、スクリーニング等に用いる抗体検査だけでなく、核酸増幅検査というより精密な検査でもチェックを行っています。

しかしながら、検査と同様に大事なのは、献血に来た際に、「ＨＩＶ感染の可能性のある人との性交渉がここ１か月あったかどうか」といったことを確認することです。

検査の精度がたとえ感度99・9％・特異度99・9％であっても、１０００人のＨＩＶ感染者が献血をすると、１人は偽陰性になってしまう計算です。つまり、ＨＩＶに汚染された血液が１人に輸血されてしまう可能性があるのです。

そのため、**少しでもＨＩＶの可能性がある人の割合を下げるために、質問でフィルターをかけているのです。**

ちなみに、日本赤十字社によると、血液センターの医師が任意で話を聞いたところ、この40代の男性は、２０１３年2月の前に男性間の性的接触があったにもかかわらず、献血時の問診票でそう書かなかったようです。

こういうことは、意識を正しく持てば、未然に防げる問題です。みなさんも献血をすることがあれば、質問項目には正しく答えるようにしてください。

第２部第１章のまとめ

□ 検査は誰が受けても意味があるものではなく、正しい検査対象がある。

□ 検査の精度は、感度・特異度で表される。

□ 感度・特異度が99％であっても、検査結果が正しいとは必ずしも限らない。

□ 一番知りたいのは、検査陽性（異常）のときにどのくらい病気なのか（陽性的中率）、検査陰性（正常）ならどのくらい病気ではないのか（陰性的中率）。

□ 検査の陽性的中率は、検査前の病気の可能性によって全然違う。
ＨＩＶの検査が陽性だった場合、性交渉などの心当たりがあれば、ＨＩＶの可能性は50％あるが、もし心当たりがなければ、ＨＩＶの可能性は５％ぐらい。

第2部

検査との正しいつきあい方

第2章

その検査、本当に必要ですか？

——検査を受ける前に、これだけは考えましょう

第2部第1章では、検査の確率についてお話ししました。一つは、検査はどのくらい正確なのか。実際に読んでみて、「思ったとおりの精度だ」とか、「思ったより低いんだね」など、みなさんの感じ方はさまざまだったと思います。

また、医者はその正確と不正確のあいだにある検査を、どのように診察に使用しているのか、インフルエンザやＨＩＶを例に提示してみました。

第1章で大事なのは、次の3点でしたね。

●検査の結果（陽性・陰性）をより役立てるために、「正しい検査対象」がある。
●検査の精度を表すのは、感度・特異度。
●検査後の結果は、感度・特異度だけでなく、検査前の「病気の可能性」に影響される。

ところで、検査の話をしていると、「なんだ、この検査でわかるものはこんなもんか」「あ、この検査だけでもけっこうわかるんですね」などと、検査で何がわかって何がわからないのかが注目されすぎて、そもそも「その検査で何をしたかったのか」を忘れてしまいがちです。

この章では、あらためて検査の目的はどういうことか、検査の目的を達成するうえで検査の精度がどのくらい必要なのか、に焦点を当てて話を進めていきたいと思います。

検査の目的とは？

さて、この本では検査というものに注目していますが、検査はあくまでも医療の中の一つにすぎません。医療者による個々の患者さんへの介入としては、まだ病気になっていない時点での「予防」もありますが、大ざっぱに「診断をつけること」と「治療をすること」の2つに分けられます。

そのうち、「治療をすること」の目的は、大きく次の7つに分けられます（Haynes RB, Sackett DL. Clinical Epidemiology 3rd edition〔Lippincott Williams & Wilkins, 2005〕）。

1. **治癒（がんの完全な摘出など）**
2. **再発防止（けいれん発作に対する抗けいれん剤の投与など）**
3. **機能障害の対策（脳梗塞後のリハビリなど）**
4. **合併症の予防（高血圧患者での、降圧薬による脳出血の予防など）**
5. **現在の症状の改善（痛み止めの投与など）**
6. **疑念や心配を晴らす（誤診を明らかにする、予後について話し合うなど）**
7. **苦痛のない尊厳のある死を迎える（診断的処置をやめ、痛みの除去に重点を変える、患者の自尊心を尊重するなど）**

この7つが治療における目的なので、検査の目的についてもこれに準ずる必要があります。

よく医療現場では、「なぜその検査をしたのか？」「その検査で何か変わるのか？」と聞かれます。つまり、**検査をしたにもかかわらず、その後の医療者と患者の行動が変わらないのであれば、その検査の価値は何か**ということです。

たとえば、インフルエンザが疑われる患者さんが来たときに、迅速検査をする前に、「検査陽性であれば、インフルエンザと診断して抗インフルエンザ薬を使用する」「検査陰性であれば、インフルエンザではないと判断して抗インフルエンザ薬を使用しない」と決めることがあります。

これが、**検査によってその後の行動が変わるケースです。**この場合は、その後の行動をどうするかを判断するのに、検査が非常に役立っています。

逆に、がん検診などで不治のがんを見つけた場合はどうでしょうか。通常のがん検診では、検査陽性なら「がん疑い」として精査・治療、検査陰性ならがんではないと判断して様子を見る、ということになります。

これがもし不治のがんだとすると、検査陰性でがんが否定的であれば様子見、でも検査陽性でがんが見つかったとしても治療はできないので様子見、ということになってしまいます。

お金と時間をかけて検査したにもかかわらず、その後の医療の行動が変わらない。それどころか、「治らないがん」が見つかったために、いつ死ぬかと心配しながらその後も生きていかないといけません。

それだったら、がんと知らずにぽっくり死んだ方が幸せと思う人もいるでしょう。

もちろん、不治の病気を探す目的は、治療に限られるわけではありません。たとえば、HIV（エイズ）が不治の病だった時代もありますが、その当時でもHIVは検査で見つけるべき病気でした。というのも、HIVは性交渉などを通じてどんどん広がっていく病気だからです。

HIV感染者がどのくらいいるのか、そしてどの程度感染が広がっているのか調べることは、感染をそれ以上広げないために必要なことです。不治だからといって検査で見つけなくてもいいと言えるかどうかは、医療者、患者、患者家族、政府などのそれぞれの視点から考える必要があるのです。

また、似たようなケースとして、がんが全身に転移していてこれ以上治療ができない人にCTなどの検査をするかどうか、という問題もあります。

このケースだと、確かに医療が介入して寿命を延ばすこと、また病気を治すことはできません。ただ、再発がどの程度進んでいるかによって、その後の寿命を予測することはできます。

残された寿命がわかれば、残りの人生をどのように過ごすか決められる、より有意義に過ごすことができる、という方もいますので、一概に不治だからといって検査の意味がないとは言えません。

少し話がそれましたが、このように検査をする目的はさまざまであり、必ずしも一様のルールを決めることはできません。

しかし、**検査を提案する・検査を受ける場合には、「検査をする意味は何なのか」「その後の行動は変わるのか」を意識することが大事です。**

それでは、実際の例としてインフルエンザ、ノロウイルス、出生前診断を提示しながら、具体的に話を進めていきます。

検査を受ける前に考えよう！
検査のメリットとデメリット

メリット

・病気があるかないか曖昧なとき、検査結果によって病気があるかどうかを判断できる。

・診察である程度病気がある・ないがわかっているとき、その確認ができる（確信をもって治療できる）。

デメリット

・検査自体の費用がかかり、場合によっては、体に負担・侵襲（傷をつけること）がかかる。

・検査自体が間違えることがあり、検査結果に振り回されてしまう。

インフルエンザの可能性が非常に高い人に迅速検査は必要か？

まず、どういうときに検査をした方がよいのかについて、インフルエンザを例にあげてみたいと思います。

インフルエンザは毎年流行して、多くの人がかかったことがある分、医療者の中でもマネジメントの方法にいろいろな意見があって、いつも非常に難しいと感じています。

非常にありふれた病気なので、医療者以外の方も病気にかかった経験がたくさんあり、一般の方でも「インフルエンザは○○したらいいんだ」と一家言ある方もいますよね。

ちなみに、インフルエンザ迅速検査は、鼻から綿棒を7㎝程度突っ込んで調べる検査ですが、保険診療で1600円、3割負担だと500円程度の検査です（そのほかに病院の受診料などがかかります）。

インフルエンザの例は、第1章でも見てきました。インフルエンザの最流行期に患者さんと長い時間一緒に過ごし、かつインフルエンザに典型的な熱・のどの痛み・関節痛があるような場合には、インフルエンザだと診断するために検査をするのは意味がありますが、「インフルエンザではない」と判断するための検査をしてもほとんど役に立ちません。

もちろん、私自身も、検査前にこの患者さんがどれくらいインフルエンザの可能性があるのか、インフルエンザ迅速検査の精度がどれくらいかといったことが、医者になる前から身についていたわけではないので、失敗したこともあります。

自分が研修医のとき、インフルエンザが流行している1~2月ごろに20歳の女性が病院にやってきました。話を聞くと、医療系の大学生で一人暮らしをしていて、昨日から38度台まで体温が上がって、ひじとか全身の関節も痛むようになってきたと言います。

そして、一昨日に友達数人と車で2時間ぐらいのところに旅行に行った、その友達のうち一人が旅行中から少し体調が悪くて、旅行から帰ってきて病院に行ったらインフルエンザと診断された、と言うんです。

話もだいぶ聞いたので診察をすると、発熱はあるけど元気そうで、これまでに大きな病気にもなったことはない。典型的なインフルエンザのような症状だったのですが、インフルエンザを疑いながら迅速検査をしました。

検査結果はインフルエンザ陰性だったので、「検査陰性ですね。様子を見ましょう」とお伝えしたところ、「インフルエンザの可能性はゼロなんですか？　検査では必ずしも陽性にならないって聞いたんですが。可能性があるなら、抗インフルエンザ薬(タミフルなど)を飲みたいんですが」と言われるんです。

そこで、この方には、結局タミフルを出して帰宅していただきました。

その検査は、何のため？

このケース、今となっては恥ずかしい限りですが、おかしいところがいくつかあります。どこでしょうか？

まず一つは、迅速検査をして陽性ならタミフルを出すだろうし、陰性でも結局タミフルを出すのなら、なぜ検査をしたのか。これは、上司にあとで指摘されたことです。

やっぱり、私たちは、「検査で正常だったら○○、異常だったら△△」というように、結果次第でその後の行動が変わるような検査をしたいわけです。

検査結果にかかわらず、その後の行動が同じだったら、「何のために検査したの?」って思いますよね。今回のケースでは、「検査前に『陽性だったら薬を飲む、陰性だったら薬を飲まない』といったことは相談しなかったの?」と上司に言われて、ようやく自分も気づきました。

もう1点は、迅速検査をする前に、インフルエンザがどのくらいの可能性なのか、ちゃんと見積もっていない点です。

上司から追加の質問がきて、「ところで、インフルエンザの可能性を検査の前にどのくらい見積もったの?」と聞かれました。当時は深く考えてなかったのですが、さすがに「なんとなく、インフルエンザっぽいから検査したのですが、よくわかりません」と言えるわけもなく無言でいると、上司にため息をつかれてしまいました。

この大学生の場合、①インフルエンザが最も流行している時期に、②インフルエンザ患者に濃厚に接触している、③症状も典型的なインフルエンザのよう、となると、やはり十中八九、インフルエンザでしょう。ならば、たとえ迅速検査で陰性が出たとしても、インフルエンザを否定できないので、「検査をせずにインフルエンザと診断して、タミフルを出す」が正解だったのかもしれません。結局、研修医の私よりも、患者であった大学生の方が妥当な話をしていたというわけです。今となっては上司の言葉がよくわかり、恥ずかしい限りですが、こういう**インフルエンザが非常に強く疑われる場合に検査をする意味はあまりないのです。**

タミフルを希望しない人に迅速検査は必要か？

ここまでで、インフルエンザの可能性がかなり高い場合、迅速検査があまり役に立たないということはわかっていただけたと思います。

ところで、インフルエンザの検査をした場合、陽性ならインフルエンザと判断してタミフル内服、陰性ならインフルエンザじゃないと判断して様子見するとお話ししましたが、

そもそもタミフルはどのくらい効果があるのかも重要な判断ポイントです。

インフルエンザというと特別な病気のイメージがありますが、ほかの風邪を生じるウイルスと似たようなものです。非常に感染力があり流行すること、インフルエンザに対する薬があることの2点が、ほかの風邪を生じるウイルスと異なりますが、ほかの風邪と同じく、タミフルなどの薬を使わなくても治る病気です。

タミフルを含めた抗インフルエンザ薬は、正式には「ノイラミニダーゼ阻害剤」といいます。ウイルスは人の細胞にくっつくとその中で増幅し、増幅したウイルスは細胞から出ていって、別の細胞にくっつき、さらに増殖を繰り返します。

ノイラミニダーゼは、増殖したウイルスが細胞の外に出るのを防ぐことで、インフルエンザウイルスがどんどん別の細胞に感染するのを防ぎます。薬価にすると、だいたい3000~5000円程度で、自己負担（3割）だと900~1500円程度です。

薬の作用するメカニズムを聞くと、すごくいい薬に聞こえますが、実際のところ、どのくらいよいのでしょうか。

タミフルを飲まなくても、インフルエンザは治る？

これまでの研究では、タミフルを飲んだ人と飲まなかった人を比べた場合、タミフルは症状を1日程度早く軽減することがわかっています。

次のページの図は、濃色がタミフルを使用した場合、淡色がタミフルを使用しなかった場合を示しています。横軸が薬を使いはじめてからの日数、縦軸がインフルエンザの患者100人のうち治っていない人数です。

投与0日目は当たり前ですが、濃色も淡色も全員治っていないので100になります。濃色はだいたい3・5日ぐらいで半分の人（50人）が治っているのに対して、淡色では4・5日程度かかっているのがわかります。

この3・5日と4・5日の差が1日なので、「タミフルは症状を1日早く治す」といわれているのです。一方で、8日目に注目してみると、薬を使った方も使わなかった方もほとんど治っていて差はなくなっています。

タミフルの効き目はどれぐらい？

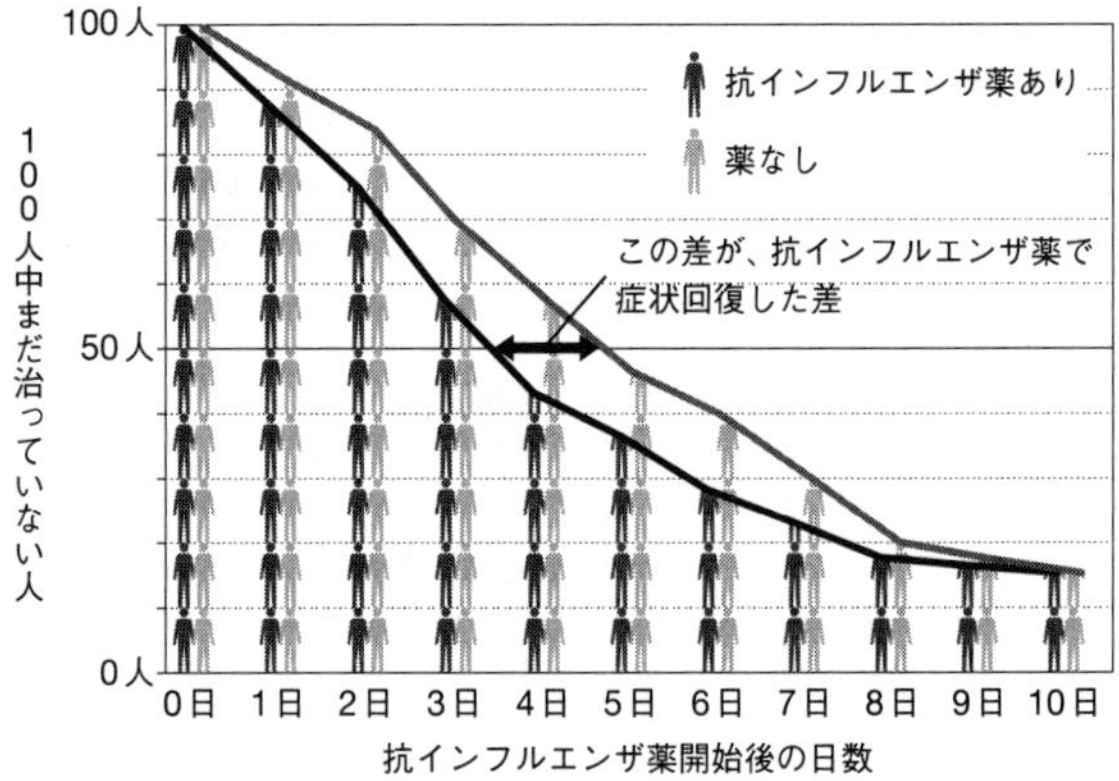

（Lancet 2000; 355: 1845データをもとに作成）

こう考えると、**インフルエンザはタミフルを使用しなくても治る病気**なんですね。

実際、今となってはタミフルなどの薬はあって当たり前、インフルエンザになったら飲む薬というイメージがありますが、日本で発売されはじめたのは2001年です。

それまでは、タミフルなしでインフルエンザに対応していました。2001年まではインフルエンザで死亡していたけど、ついにタミフルで死亡者が減ったといった報道はなかったですよね。

また、2008年にはタミフルが効き

インフルエンザの年齢別罹患率と死亡数

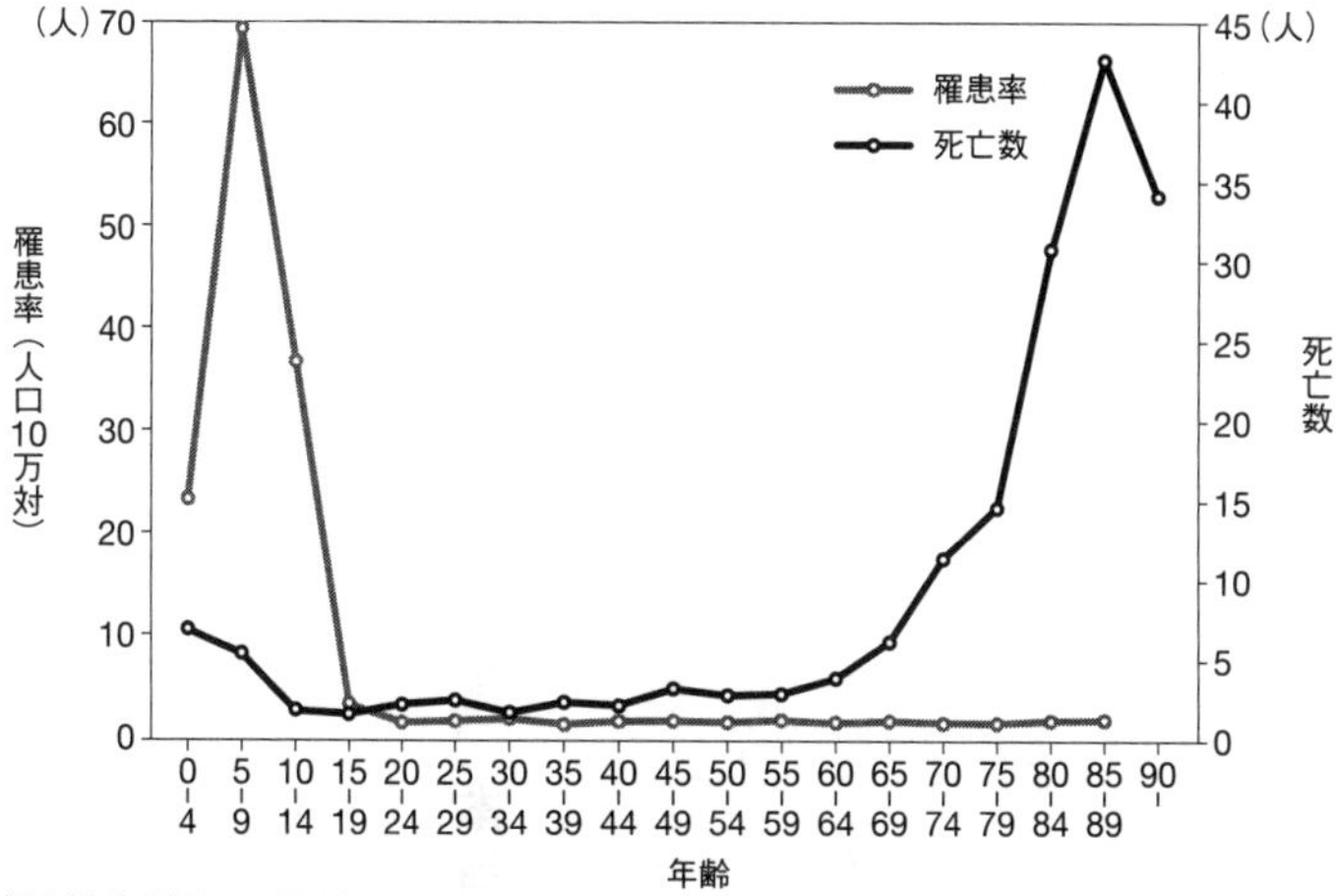

（厚生省伝染病統計および厚生省人口動態統計 1995）
出典：インフルエンザ情報サービスより http://influenza.elan.ne.jp/basic/age.php

にくいタミフル耐性インフルエンザが流行しましたが、「インフルエンザで大量死亡者！」のように、ニュースで大問題になったりはしなかったと思います。

乳幼児(0~2歳)、高齢者(65歳以上)、妊婦などの方は重症化することがありますが、それ以外の年代で大きな病気を持病にもっていない人だと、ほとんどインフルエンザで亡くなることはありません。

WHOのインフルエンザ情報でも、季節性インフルエンザは自然治癒する疾患とされていて、**重症化の可能性が高い患者（5歳以下の児童や65歳以上の高齢者、慢性疾患などがある人）には重点的なケ**

アを推奨しています。

もちろん、インフルエンザで重症化するかどうかは個人差がありますし、児童でも薬を必要とせずすぐ治る子もいれば、逆に大学生なのに重症化する方もいるので、過度に一般化するのは難しいのですが。

そのインフルエンザ迅速検査、本当に必要ですか？

このタミフルの効果を見て、「効果ってこんなものか」と思ってしまったかもしれませんね。あるいは、薬の値段を見て、「使わなくていいかも……」と思った方もいると思います。

これが受験生なら、1日でも早く症状がよくなるのは非常に大事かもしれませんし、逆にどうせ1日しか差がないのなら、タミフルにお金を払う代わりに美味しいものを1000円で買うよという人もいると思います。もし、最初からインフルエンザであっても薬を使用しない、という患者さんであれば検査の意義は低くなります。

具体的に、インフルエンザ迅速検査における「正しい対象」を決めるのは難しいのですが、

・インフルエンザが流行していて、インフルエンザの患者に濃厚に接触していて病気の可能性が高い
・放っておいても治癒して、タミフルなどの抗インフルエンザ薬をそもそも希望していない（検査結果の陽性・陰性で、行動〔薬を飲むかどうか〕が変わらない）

ような場合には、迅速検査はあまり役に立ちません。検査をする前に、少し考える時間を置いてもいいかもしれません。

ノロウイルスの検査は意味がない⁉

次は、ノロウイルスにみる診断の精度と目的です。
ノロウイルスは、みなさんご存じでしょうか。生牡蠣を好んで食べられる方や、以前に

牡蠣にあたったことのある方はよく知っていると思います。

インフルエンザと同じようにウイルスの一種で、毎年冬になると流行します。「お腹の風邪」と言う人もいます。ノロウイルスに感染すると下痢、嘔吐に悩まされますが、吐瀉物などからどんどん周りの人に広がっていき、消毒にも強いことから、毎年世界中で流行しています。世界最大の嘔吐・下痢の原因と言ってもいいでしょう。

2013年には、浜松市の小学校で食中毒事件があって話題になりました。非常に感染力が強く、たった20個のウイルスでも感染するといわれています。

ノロウイルスは、どれほど危険なのか

実は、**ノロウイルスそのものは、健康な人にとってそれほど危険なウイルスではありません。**たとえば、「ノロウイルスに感染するから牡蠣は禁止！」なんて話題が出てくることはないですよね。「それでも牡蠣を食べる」という人もいると思います。

ただ、インフルエンザと同様に、もともと免疫力の弱い人、たとえば乳幼児や超高齢者は、ときどきノロウイルスが致命的になることがあります。特に、80歳以上の方で、もと

もと寝たきりに近いような方は、風邪でも亡くなることがあるので、注意が必要です。
超高齢者の方がノロウイルスで死亡したという報道があったからか、ここ数年、「嘔吐と下痢があって、ノロウイルスかどうか心配です。大丈夫でしょうか？」と、病院に検査を受けに来られる方が増えた印象があります。

下痢の患者さんが病院に来られた場合、ほとんどの方は入院などが必要のないウイルスや細菌に感染した感染性腸炎です。 感染性腸炎の中でも、ノロウイルスは最大原因の一つではありますが、ノロウイルスが流行のピークに達する12～2月は、夏場に比べると下痢の患者さんが倍近くになります。

すべての下痢患者さんについて、感染性腸炎の原因を調べた調査はあまりないので、ノロウイルスを心配して来られた下痢患者さんのうち、実際にノロウイルスの患者さんがどのくらいいるかは不明です。ただ、夏場と冬場の患者数の違いを考えると、流行期の冬にノロウイルスの患者が占める割合は50％ぐらいだと思っています。

では次に、検査の精度（感度・特異度）はどのくらいなのか。ノロウイルスの検査方法にはいくつかあります。

インフルエンザの迅速検査に比べると、ノロウイルスの迅速検査の精度を検証した研究は少ないのですが、感度・特異度はだいたい80%、95%という報告があります(J Virol Methods 2008;147:360)。まずまず正確そうですね。


さて次に、検査陽性でノロウイルスによる感染性腸炎と診断したときは、どういう対応をしたらよいのか、ということに注目する必要があります。

ノロウイルスの場合は、ひどい下痢になり脱水になることが体力の消耗につながり、寝たきりの方は脱水などのために亡くなることがあります。なので、下痢による脱水を避けるために、水分を適度に摂って対処することになります。

そのほか、ノロウイルスを周りに広げないためにしっかりと手洗いをしてウイルスを洗い流したり、加熱消毒をしたりすることで対応します。

ノロウイルスという診断がつくことで、水分を摂る、手洗いなどをするなどの対応が決まっていくわけですから、検査をして診断をつけることの意義はありそうです。

ところで、もう一つ注意する必要があるのは、**検査陰性だった場合はどうしたらよいのか**という点です。

検査陰性ということは、ノロウイルスの可能性が低いわけですが、どういう病気が考えられるのか。下痢はあるので、完璧に健康ということはなく、ノロウイルス以外の、ロタウイルスなどの感染性腸炎が診断名になります。

そして、もしロタウイルスによる感染性腸炎だった場合にどういう対応をするかというと、水分摂取と手洗いと消毒になります。

ここで思い出してほしいのは、ノロウイルスのときも水分摂取と手洗い、消毒で対応しているということです。つまり、ノロウイルスであろうとなかろうと、取るべき対処方法というのはほとんど変わりません。

ノロウイルスの迅速検査を受けても受けなくても、その後の行動はほとんど同じになるので、実は検査の意味はあまりないのです。

検査がたとえ正しかったとしても、検査をすることの意義は検査の正しさとは別問題ということを示すいい例です。

2012年はノロウイルスの感染が多かった？

2012年は、「ノロウイルスによる院内感染、高齢者の死亡」のニュースが紙面をにぎわせた年でした。それだけ、ノロウイルスの感染が多かったということでしょうか？

実は、ノロウイルスの迅速検査はずっと昔からあったわけではありません。この簡便な検査が商品化されたのは2008年。そして、保険診療で使用できるようになったのは2012年なのです。

それまでもRT－PCR検査はありましたが、検査結果が出るのに少なくとも数日を要するため、日常診療では使用されておらず、主に食中毒の流行の確認のために使用されていました。

つまり、2012年までは「ノロウイルスによる食中毒」は検査で見つけていたけれど、「日常診療でのノロウイルス腸炎」は検査できない状態でした。そのため、冬になって外来患者や病棟患者に下痢が出ると、「(検査はしていないけど)ノロが流行してきたな」と対応していたわけです。

２０１１年までも、冬に下痢になって介護施設や病院で命を落とされた高齢者の方はいらっしゃいました。当時は、「もともと寝たきりの高齢者の方が、下痢をきっかけに脱水状態で亡くなってしまった。たぶん、ノロウイルスだったんだろうな……」ぐらいで考えていたわけです。

それが、２０１２年になって迅速検査が解禁されて、「高齢者のノロウイルス腸炎」を診断できるようになったのです。つまり、下痢で亡くなった高齢者の方の原因が、「たぶんノロウイルス」から「検査でノロウイルスと判明」になったわけです。それに、院内感染についても、よりくわしくわかるようになりました。

「ノロウイルスによると思われる下痢が院内で広がっている」みたいに曖昧な現象のままだとニュースにはなりにくいですし、「下痢で高齢者死亡」ではニュース性もありません。これが、「ノロウイルスの院内感染によって高齢者が死亡」となると、ニュース性は高まります。

つまり、**２０１２年に「ノロウイルスによる院内感染、死亡」が特段多かったわけではなく、検査が普及したことによって見えるようになっただけ**、というわけなのです。

出生前診断を受ける前に決めておくべきこと

検査を受けるかどうかは、検査精度の問題だけでなく、検査の結果が自分にとってどういう影響があるのか、またその後の行動がどう変わるかを考えてから決めた方がいいことが、インフルエンザ、ノロウイルスの例でおわかりいただけたことと思います。

そのほかにも、検査の精度とその後の行動を考えるのが難しい領域として、胎児の出生前診断があります。

すでに妊娠されている多くの妊婦の方、また今後、妊娠・出産を考えている方にとって、赤ちゃんが健康に生まれてくるかどうか確認したいのは自然な気持ちだと思います。

出生前の検査にはいくつかありますが、最近では「新型出生前診断」といって、母体の血液を採るだけで胎児に染色体異常があるかないかを調べられる検査が出てきています。

「新型出生前診断」とは、どこが新しいのか？

従来は、お腹の中の胎児に染色体異常がないかどうか調べるには、胎児の細胞を採ってきて調べる必要がありました。胎児は、母体の子宮の中で羊水に包まれていますが、その羊水を採取して調べる羊水検査や、胎児と母体がつながっている胎盤から細胞を採ってくる絨毛検査などがそれにあたります。

ただ、これらの検査は母体に針を刺して調べる検査で侵襲性（体を傷つけること）があり、時に流産の原因になることがありました。そのため、より侵襲性が低くて簡便な検査が求められていました。

その流れで、「母親の血液検査をするだけで胎児の染色体異常を見つけることができる「母体血胎児染色体検査」という、より簡便な検査が開発されたのです。

従来の羊水検査や絨毛検査と比較して「新型出生前診断」と呼ばれ、日本でも少しずつ検査がはじまっています。

さて、この「母体血胎児染色体検査」とはどういうものなのでしょうか。

人の身体は約60兆の細胞から成り立っていますが、1つひとつの細胞の中に人間の構造を決めるDNAからできた染色体が23対46本（1〜22番の常染色体と、XYの性染色体）存在しています。

身体の中の細胞はたえず入れ替わっているため、細胞が壊れたときにDNAの断片が細胞から血液の中に漏れ出ています。母親の血液中には、母親の細胞由来のDNA断片がもちろん含まれるのですが、実は胎児の細胞のDNA断片も母体の血液に混じっていることがわかってきました。

妊娠中の女性の血液に含まれるDNA断片のうち、実に3〜13%程度が胎児のDNA断片のようです。このDNA断片を使って、胎児に染色体異常があるかどうか調べるのが母体血胎児染色体検査なのです。この検査は、母親の血液を採るだけですむため、より簡便に検査をすますことができます。

母体の血液中に含まれるＤＮＡ断片は、そのＤＮＡの並びによって何番染色体のＤＮＡかを調べることができます。染色体のサイズは1～22番で異なり、基本的には番号が小さいものほどサイズが大きくなります。

血液に含まれるＤＮＡ断片数は、染色体のサイズが大きいものほど断片数が多くなるため、たとえば21番染色体だと、含まれるＤＮＡ断片も少なく1・3％程度になります。

胎児の染色体異常として一番多いものに、「21トリソミー」というものがあります。これは、21番染色体が本来1対（2本）なのに、3本もある状態です。ラテン語で3のことを「トリ」と呼び、染色体を「ソミー」と呼ぶため、「21トリソミー」と呼びます。21トリソミーというよりも、「ダウン症」といった方が知っている人は多いかもしれません。

もし21トリソミーだと、母体血液中の胎児ＤＮＡ断片のうち、21番染色体のものだけ1・5倍になるため、本来であれば1・3％しか含まれない21番染色体のＤＮＡ断片が増幅することになります。

母体血胎児染色体検査では、この仕組みを使うことで21トリソミーや18トリソミー、13トリソミーなどの染色体異常が胎児にあるかどうか調べることができるのです。

母体血胎児染色体検査の仕組み

1. DNA断片の塩基配列を解読
2. その配列のパターンから由来する染色体を決定
3. 染色体ごとにDNA断片数をカウントする

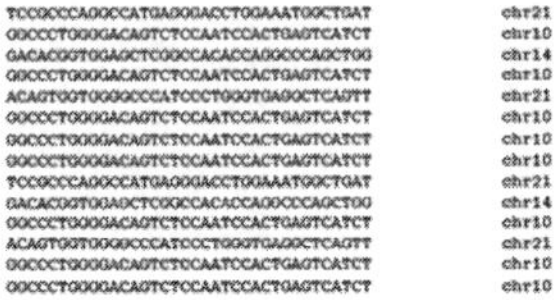

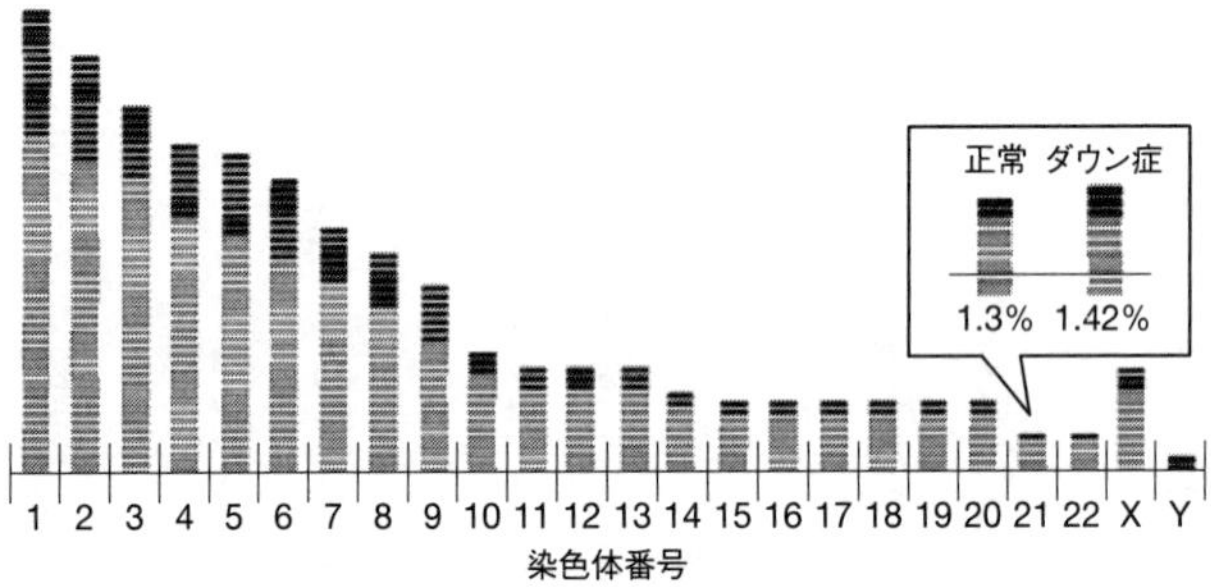

血液中の個々のDNA断片の塩基配列を読んで、その断片がどの染色体に由来しているかを識別し、各染色体由来のDNA断片の量的な割合を見ることで、特定の染色体についての変化を検出します。

出典：NIPT（無侵襲的出生前遺伝学的検査）コンソーシアム　http://www.nipt.jp/botai_.html

「新型出生前診断」の精度は？

この検査の感度・特異度は、技術開発によってだいぶよくなっています。胎児の染色体異常で最も多い21トリソミーに関しては、感度１００％、特異度99・97％。

その次に多い18トリソミーは、感度97・４％、特異度99・93％と、かなり高い数字になります（Am J Obstet Gynecol.2012;207:137）。

それ以外の13トリソミーでは、感度は80％とだいぶ下がってしまいますが、最も多い21トリソミー、次いで多い18トリソミーに関しては、ほとんど１００％に近い値なのです。

検査の精度がわかったら、次は実際に21トリソミーや18トリソミーの胎児が検査前にどのくらいいるかということが問題になってきます。

これは、母体の年齢によっても異なってくるのですが、だいたい30歳の妊婦の場合だと、21トリソミーの頻度は０・１％（１０００人に１人程度）、18トリソミーは報告があまりないのですが、その半分（０・05％、２０００人に１人程度）になります。

母体血胎児染色体検査（21トリソミー、18トリソミー）

	病気あり	病気なし	計
検査陽性（異常）			
検査陰性（正常）			
計	1,500人 (21トリソミー1,000人、 18トリソミー500人)	99万8,500人	100万人

	病気あり	病気なし	計
検査陽性（異常）	1,487人（真陽性）	699人	2,186人
検査陰性（正常）	13人	99万7,801人（真陰性）	99万7,814人
計	1,500人	99万8,500人	100万人

＊ 2つの感度・特異度があるため計算は特殊。
真陽性は“病気の人”×“感度”で計算されるため、

（21トリソミー1,000人×感度100%）＋（18トリソミー500人×感度97.4%）で計算。

真陰性は“病気がない人”×“特異度”で計算されるが、

（21トリソミーも18トリソミーもない99万8,500人）×（18トリソミーの特異度99.93%）で計算。

年間100万人の子どもが生まれてくるので、いつもの表をつくってみると、前のページのようになります。実際に計算してみると、この検査で異常が出た場合、68％（2186人中1487人）に染色体異常が見つかる計算になります。

検査陰性の場合は、21トリソミーまたは18トリソミーが見つかる可能性は0・0013％です。かなり正確そうですね。

検査を受けたあと、どうするか

次に問題になってくるのが、**この検査結果をふまえてどうするか**、です。

染色体異常の有無は、胎児が生まれてからであれば、胎児の血液や細胞を採ればわかるので簡単です。髪の毛だって手に入るし、血液も母親と混ざったものではなく、子どものものだけを手に入れることができます。

そのため、この検査のメリットは**〝出生前〟に胎児の染色体異常を早く見つけることができる**ということです。ただ、問題としては、染色体異常を胎児の状態で見つけたからといって、胎児の段階では治療方法がないということです。

一つの選択肢としては、人工中絶という方法があります。しかし日本では、人工中絶は母体保護法によって、妊娠の継続で母体の健康を損なう場合や、経済的な負担になる場合に限られています。

朝日新聞オンラインでは、新型出生前診断を受けて検査陽性が出た人の9割が人工中絶を選択したという記事もありました。

検査を受けた方は、平均年齢38歳と高齢出産であり、経済的な負担などのために人工中絶を選択されたようです。一方で、最初から経済的負担が問題にならないようなケースであれば、母体血胎児染色体検査を受けることのメリットはあまりないと言えるでしょう。

192ページの表を参照すると、実際に検査陽性と出た胎児のうち約3割は、実は染色体異常はなかったことになります。ということは、本来なら異常がないのに、妊娠中「もしかして異常かも？」という疑念のもと過ごすのは、あまりメリットのあることではないでしょう。

女性を対象にした「新型出生前診断を受けますか？」というアンケートもありますが、

検査を希望するのは1割程度でした。４割の方は「検査を受けない」、または「たぶん受けない」というアンケート結果だったようです。

その理由として、多くの人が「異常があっても、どうしようもない。自分には人工妊娠中絶を選ぶことはできない」と答えたそうです（「皆はどうする？　染色体異常がわかる新しい出生前診断」http://allabout.co.jp/gm/gc/409928/2/）。

もちろん、検査を受けたい、検査をしたいという気持ちもよくわかりますが、**その後の行動が変わらないのであれば、検査をしないのも一つの判断ではないでしょうか。**

母体血胎児染色体検査（新型出生前診断）については、その精度がまだ十分に検証されていないことなどの影響もあり、遺伝子カウンセリングが整った施設で、臨床研究段階で行われています。

この母体血胎児染色体検査は、あくまでも21トリソミー、18トリソミーといった染色体異常について検査するものであり、すべての染色体異常を調べることができるわけではなく、染色体異常以外の先天的な異常（代謝異常など）を調べることができないことにも注意が必要です。

現状では、母体血胎児染色体検査で異常があれば、羊水検査や絨毛検査などで最終診断をする流れになっています。

また、日本産婦人科学会は新たな分子遺伝学的技術を用いた検査の実施要件を、大きく、①妊婦（または夫婦）が、染色体異常をもっている場合、②過去に染色体異常症の児を妊娠したことがある場合、③高齢の場合、としています。

これはつまり、検査前の染色体異常の可能性を高くすることで、検査の偽陽性をなるべく下げ、検査の精度をなるべく上げる方向で検査の対象を絞っているのです。

母体の年齢によっても結果は変わる

先ほどは、21トリソミーの頻度を1000人に1人、18トリソミーの頻度を2000人に1人で計算しましたが、これは**母体の年齢によってもだいぶ影響されます。**

たとえば、20歳であれば21トリソミーの頻度は1500人に1人程度まで減りますし、逆に40歳であれば21トリソミーの頻度は85人中1人まで増加します（Obstet

Gynecol.2007;110:1459）。

実際に、20歳から45歳までの女性が母体血胎児染色体検査を受けた場合に、「検査が陽性にもかかわらず、実は染色体異常（21トリソミー、18トリソミー）がない胎児の割合」を計算してみると、次のページのような表になります。

この表から、20～30歳の女性の場合、もし検査結果をもとに人工中絶をしてしまうと、3、4割の胎児が実は異常がないにもかかわらず命を失ってしまう、ということがわかります。それが35歳を超えると1割強程度になり、40歳を超えてくると4％程度まで下がってきます。

こうしてみると、日本産婦人科学会が母体血胎児染色体検査などの検査を年齢によって制限し、適正使用をうながすことで、過剰に多くの人に検査をすることによって生じる「本当は染色体異常がないにもかかわらず、検査陽性になってしまう」ような、検査の結果（陽性・陰性）と実際の病気の有無が解離した児を少しでも減らせることがわかります。

出生前検査にしても大事なのは、**検査前の病気の割合はどのくらいなのか、これから受**

検査陽性（異常）の胎児のうち、実は染色体異常ではない割合は？

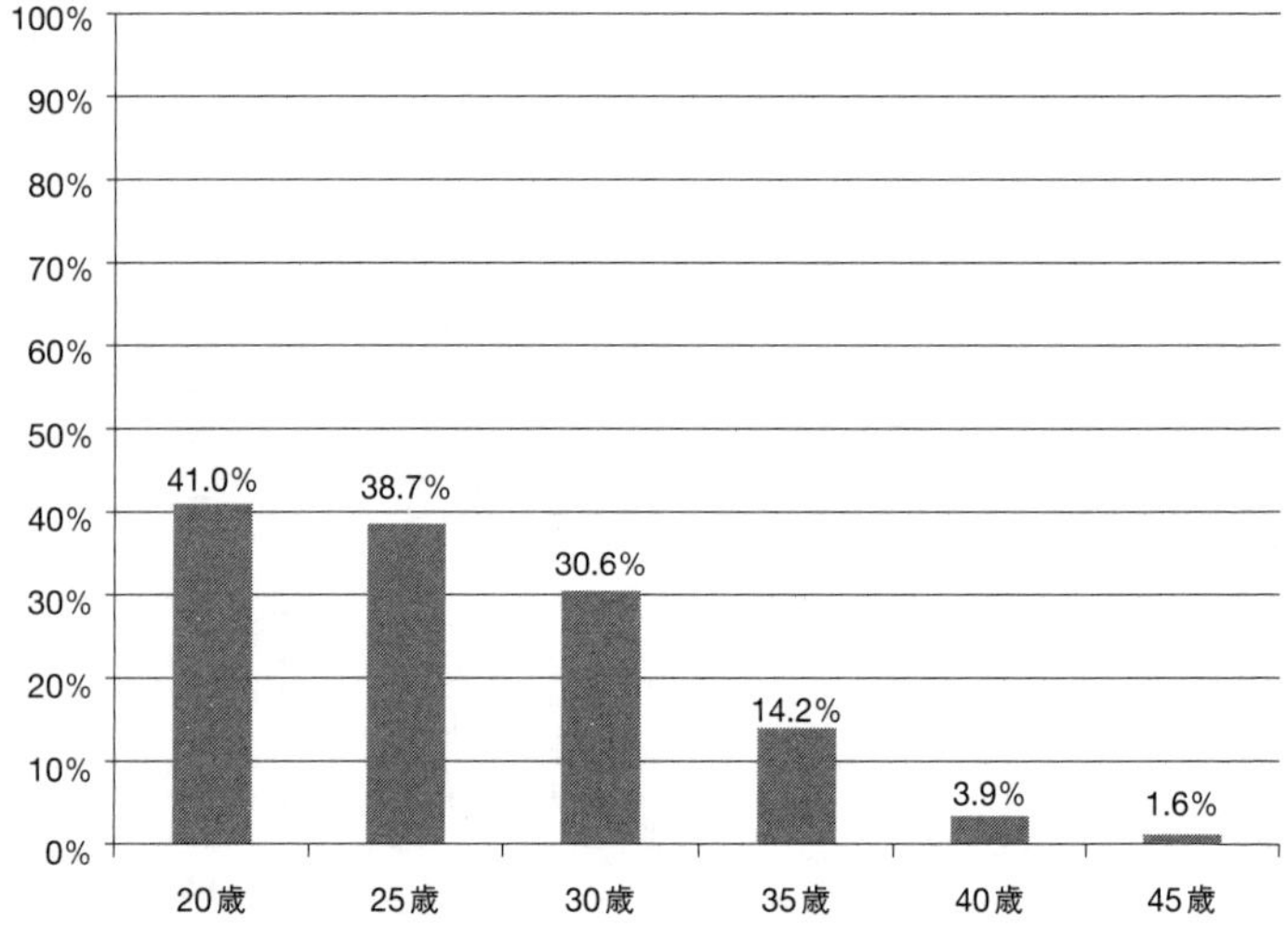

21トリソミー、18トリソミーの母体血胎児染色体検査を行った場合、検査陽性の胎児のうち、実は21トリソミー、18トリソミーではない可能性。21トリソミー、18トリソミーの検査前の可能性はObstet Gynecol.2007;110:1459を使用（21トリソミーの頻度：20歳＝1,480人に1人、25歳＝1,340人に1人、30歳＝940人に1人、35歳＝353人に1人、40歳＝85人に1人、45歳＝35人に1人。18トリソミーの頻度は21トリソミーの半分と仮定）。検査の感度、特異度は21トリソミーについては感度100%、18トリソミーについては感度97.4%、特異度は99.93%として計算。

ける検査の精度はどのくらいか知っておくこと、そして検査結果に応じてその後どうするかを決めておくことです。

もし、これから検査を受けるという方がいらっしゃれば、その点をぜひ医療者と相談してから検査を受けてみてください。

検査の陽性・陰性はどうやって決める?

ここまでは、検査の結果が陽性か陰性かというのは、あらかじめ決まっているかのように話してきましたが、**実際には誰かが恣意的に決めるものです。**

がんか、がんではないかを細胞を見て直接確認する場合には、基本的にYes／Noの2択になりますが、そういうタイプではない検査では、検査の値は0から連続する値になります。

たとえば、健康診断で「腎臓の値が高いですね」と言われたことはあるでしょうか? 腎臓の検査は、血液中のクレアチニンという物質の値で評価していて、だいたい1.0mg／dlよりも多くなると、腎臓の機能が落ちたと考えます。

クレアチニンは、筋肉中でつくられる老廃物で、腎臓で濾過されて尿の中に捨てられます。もし腎機能が悪くなると、クレアチニンが濾過できなくて血液中の値が上昇するため、クレアチニンを腎臓の機能の評価に使用しているのです。

先ほどの母体血胎児染色体検査では、母体の血液検査中のＤＮＡの異常数を数字で表して、ある一定の数を超えたら異常と判断しています。

では、**その基準となる数値はどのように決めるのかというと、決まった方法があるわけではありません。**人が決めるものなので、かなり恣意的なものになります。

病気と検査値というのは少し想像がつきにくいので、身近な例として予備校の模試と大学入試の関係にたとえてみます。

予備校の先生の立場になって考えてみてください。Ｍ大学（定員４００人）の入試直前模試を１０００人が受けたとします。その成績分布を5点刻みでグラフにすると、次のページの上のグラフのようになりました（横軸は点数、縦軸は人数）。

参考までに、昨年の模試の結果の成績分布と、合否の表も出しておきます（真ん中のグラフ）。濃色の部分が合格者、淡色の部分が不合格者です。

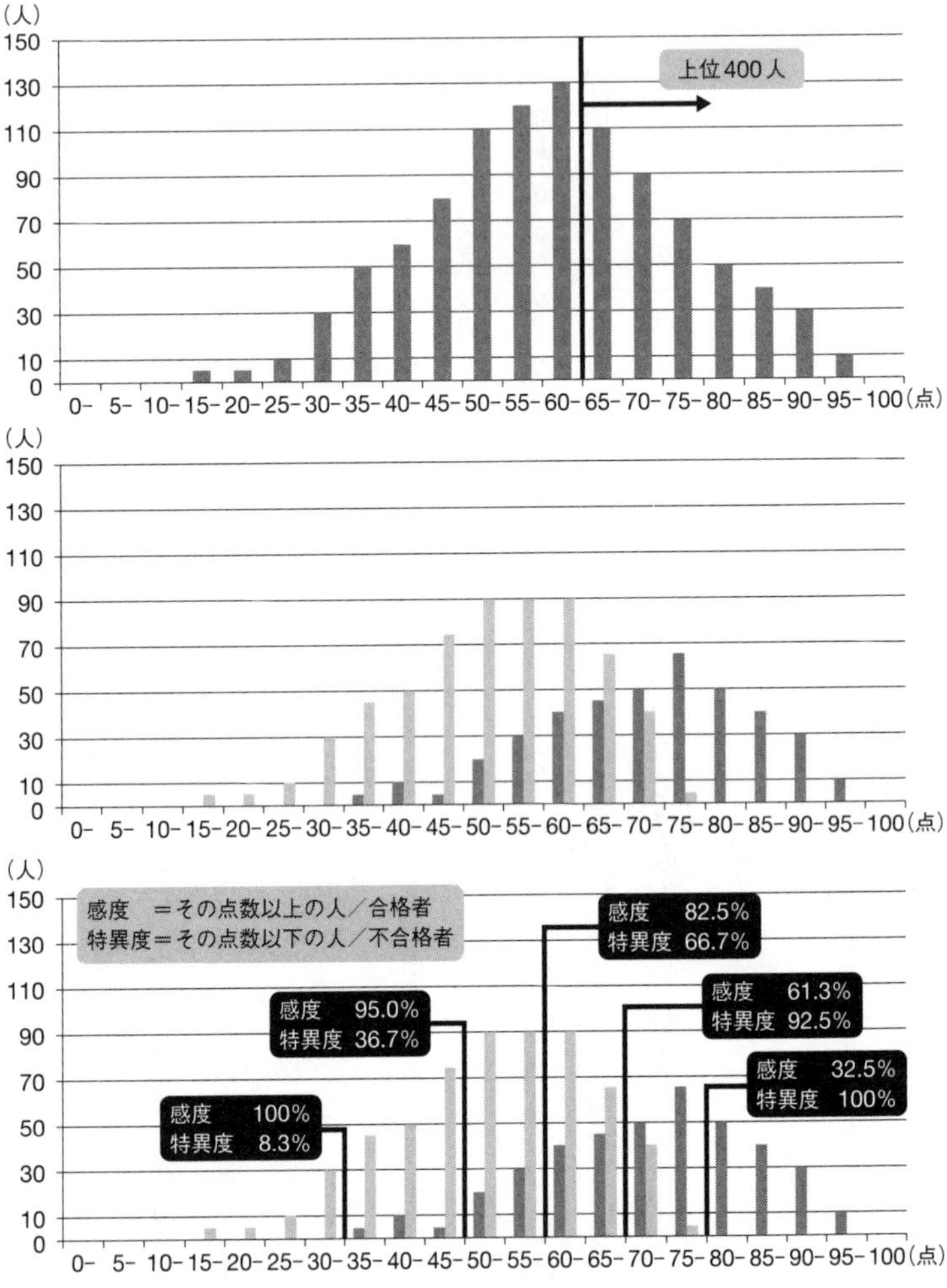

＊どこに基準をおくか。各基準ごとの感度、特異度

この点数別の合格者を見て、あなたがA～D判定まで出すとしたら、どのようにしてA～Dを分けますか？

まず、一番合格に近いA判定をどこにもってくるか。過去の結果からは、模試で80点以上だと不合格者は1人もいません（つまり、特異度100％ですね）。

ここでラインを区切ってしまえば、「A判定だったのに不合格になった」というケースはなくなるので、これが1つの選択肢かもしれません。

次にB判定。AからDですから、ちょうど合格か不合格かの半々のラインです。過去の模試結果からは、70点を超えると濃色が淡色を上回る、つまり合格者が不合格者を上回ることがわかっているので、70点以上をB判定にするかもしれません。

このようにA判定、B判定の基準を決めましたが、それ以外にも考える要素はあります。

たとえば、「C判定ならお金の無駄だから受験はさせない」といわれている浪人生とたくさん接していれば、「現時点で上位４００人に入っている65点以上でB判定でもいいんじゃないか」「いや、60点以上ぐらいまでB判定にしよう」と考えるかもしれません。

あるいは、M大学の入試担当者が、なるべく受験生を集めたいために、あなたに「A判定は75点以上でもいいでしょう。B判定も60点以上でも……」なんて言ってくるかもしれません……。

高血圧の基準はどのように決まるのか

実際の予備校の模試の判定がどう決まっているかはよく知りませんが、病気の場合も検査値をどこから異常にするかは難しい問題です。

たとえば、血圧が高ければ高いほど、くも膜下出血などによる脳卒中の割合が高いことがわかっていますが、この**高血圧の基準は年代とともに変わってきました。**

以前は、160mmHg以上が高血圧の基準でしたが、2009年には140mmHgに下げられました。今はまた振り戻しがきて、基準を下げすぎたのではないか、基準はもう少し高くてもいいのではないか、という議論もあります。

基準を高くすれば、本当に脳卒中になる人だけを治せますが、血圧の薬で脳卒中を予防できた人が治療機会を逃す可能性があります。逆に、基準の血圧を低くすれば、脳卒中にならない人まで薬を飲まされることになります。

どこで区切るかは程度問題なので、立場によって変わりますが、一般的には専門家ほど病気の基準はゆるく、たとえば140mmHgでも高血圧にしましょう、という傾向にあります。

この一因として、専門家であればあるほど、「検査で異常はないが、病気だった不幸な人」を見る可能性が高いことがあります。

実際に、私も病院にいると病気の人ばかりを見るわけですが、その中で「検査異常で病気の人」は検査と結果（病気の有無）が一致するのであまり意識に残りませんが、「検査正常なのに病気の人」はけっこう意識に残ります。「まさか、あの結果で病気があるとは……」と。
それに、病院には「検査は異常だったが健康だった」人はほとんどいません。もちろん、ある一定の数はいますが、そういう人は健康なので通院もしませんし、もしいたとしても、1、2回診ただけで来なくなるので、意識から薄れてしまうのです。

こういう問題は、バランスをとるのが難しいため、最近ではカットオフ（検査の陽性、陰性を分ける値）をどこにするのかを決める医療のガイドライン策定に、専門家以外、たとえば患者の方も参加しながら決める流れも出つつあります。

第２部第２章のまとめ

□ 検査の結果は、検査の精度（感度・特異度）と検査前の病気の可能性をふまえた解釈が必要。

□ 検査を受けることで、その後の行動が変わるのが望ましい。

□ 治療できないがんを検診で見つける意味はないし、最初からタミフルを使用しないと決めているインフルエンザ疑いの人にインフルエンザの検査をしてもメリットは少ない。

□ ノロウイルスなどの感染性腸炎が疑われる場合、ノロウイルスの検査をして陽性であっても陰性であっても、水分摂取＋手洗いをするだけなので、検査のメリットはあまりない。

□ 検査結果にかかわらず人工中絶をしないのであれば、検査を受ける前に出生前検査の目的をよく考えた方がよい。

第2部
検査との正しいつきあい方

第3章

がん検診、健康診断・人間ドックは受けた方がいいのか？

ここまでは、主に何か症状や心配ごとがあって病院に行ったときに受けられる検査、診察について見てきました。

こういう検査は、どちらかというと、医者がある程度検査をするかどうか決めてしまうし、また検査するかどうか迷っても、専門家であるプロが目の前にいるので相談することができます。


それらよりも身近で、しかも自分で検査を受けるかどうか考える必要のある、また考えることのできる検査としては、がん検診、健康診断、人間ドックなどがあります。

みなさんも、自治体などからがん検診の案内が来たときに、受けた方がいいと思えば受けにいくと思いますが、平日に時間をつくって検診に行くのはなかなか大変ですよね。

検査を受けた方がいいのか、それとも受けなくてもいいのかと迷っている間に日がたってしまって、検査のタイミングを逃してしまったという方も多いと思います。

この章では、このようながん検診や人間ドックにはどのくらい意味があるのか、どういう基準で受けるかどうか判断したらいいのか、といった点を見ていきます。

□がん検診は受けた方がいいのか？

まず、がんとはそもそもどんなものなのか、どのくらい怖い病気なのかというところを見ていきます。

がんというのは、もともと自分の身体にある細胞が無秩序に増幅して、自分自身の身体を壊してしまう病気です。人の身体は60兆個の細胞からなっているのですが、この細胞は毎日入れ替わっています。

髪の毛や爪がどんどん入れ替わっていくように、身体の多くの細胞も、だいたい毎日数千億個の細胞が入れ替わっています。死んだ細胞の分だけ、新しい細胞をつくりだすことでバランスを取っているのですが、このバランスが崩れて勝手に増幅してしまったものががんです。

細胞が入れ替わるシステムは絶妙にできているのですが、入れ替わりを繰り返していくと、経年劣化でシステムが壊れてしまいます。そのため、高齢になればなるほど、がんになる方は増えていきます。

今や死因の第1位はがんに

数十年前までは、結核などの感染症や脳卒中などが死因第1位の時代がありました。今は、結核は予防接種によってかなり減っています。

脳卒中・心筋梗塞なども、適切な食事療法や発症後の治療などによってかなり少なくなってきました。

従来であれば、多くの方ががんにかかる前にこれらの病気で亡くなっていたのに、そうではなくなった分、がんで亡くなる人が増えていると言ってもいいでしょう。**今や、2人に1人が一生涯のうちにがんになり、また4～6人に1人ががんで亡くなる計算です。**

みなさんも、親族・友人を見渡してみると、1人や2人ぐらいは何らかのがんになった方、またはがんによって亡くなった方がいらっしゃるのではないでしょうか。

主な死因別にみた死亡率の年次推移

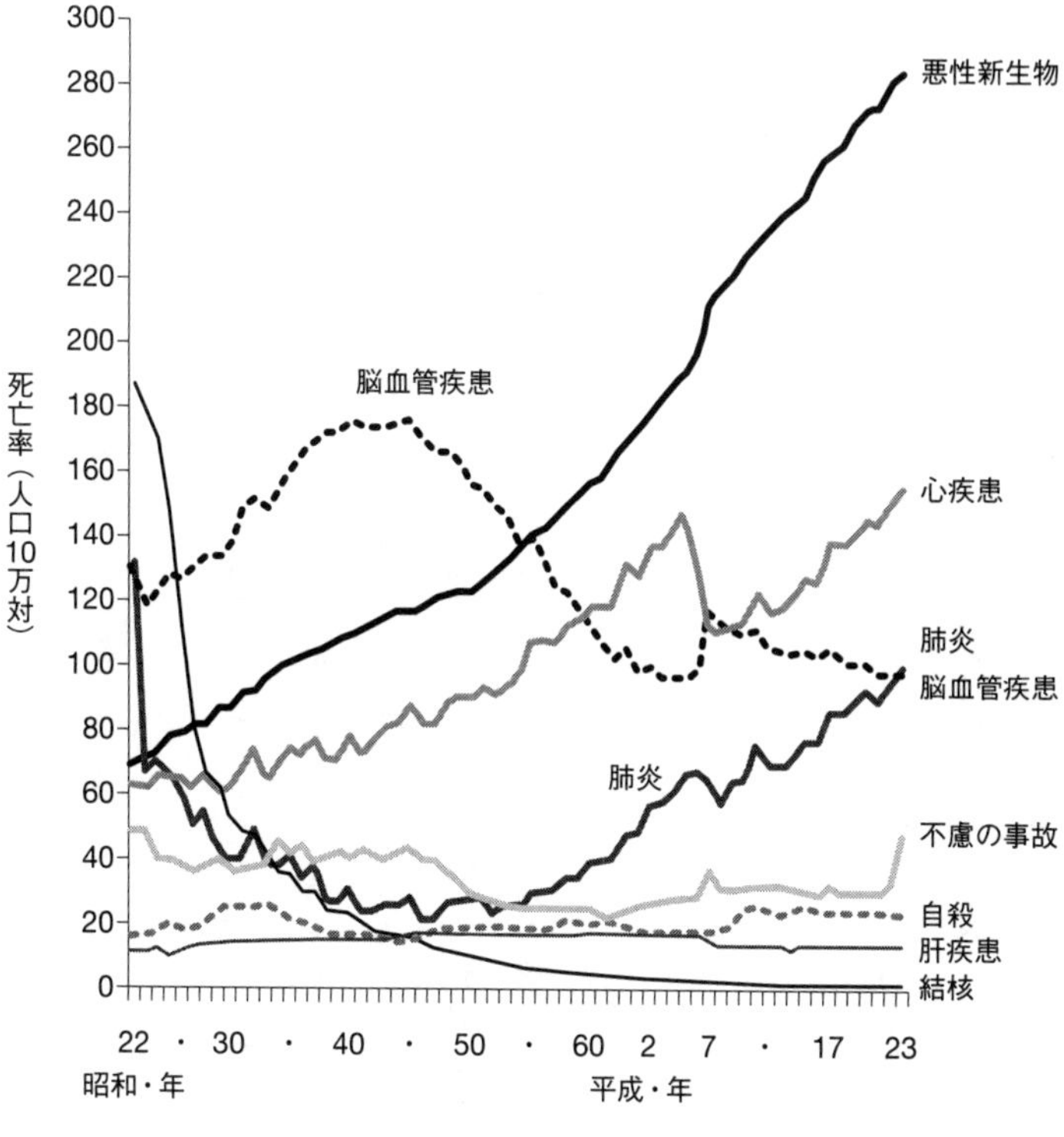

出典：厚生労働省　平成23年人口動態統計月報年計（概数）の概況より
http://www.mhlw.go.jp/toukei/saikin/hw/jinkou/geppo/nengai11/kekka03.html

このがんは、最初のうちは小さいものが、徐々に大きくなって身体の大半を占めるようになります。

まだ小さいうちに取ってしまえれば治療することができますが、いったん全身に転移し、散らばってしまうと大変です。この段階でがん細胞を取り除こうとすると、身体の必要な部分まで切除しないといけなくなるので、治すことが難しくなります。

そのため、全身に転移して治療しにくくなる前に、早期にがんを発見して治療すれば、より健康的な生活が送れるということで、ある一定の年齢以上の方を対象にがん検診が勧められています。

乳がん検診の効果は？

がん検診にもいくつかありますが、たとえば乳がん検診はご存じの方が多いでしょう。

乳がん検診は、「ピンクリボンキャンペーン」という形でキャンペーンが行われるので、名前を聞いたことのある方は多いと思います。東京都庁やレインボーブリッジがピンクにライトアップされるなど、がん検診の中でも話題に上りやすいものです。

現在、乳がん検診は40歳以降の女性に行われていますが、乳がん検診に行くと、まずは受付などで質問表を渡され、初潮年齢や妊娠・出産歴、前回の月経、病歴や生活習慣などを回答して、次に診察・検査になります。

まずは、しこりがないかの触診、それに続いて「マンモグラフィー」といわれるレントゲン検査が行われます。

この診察とマンモグラフィーで検査陽性（異常）ということになると、「要精査」という判断になって精密検査の対象になります。

気になるのは、実際にどのくらい効果があるのかという点ですが、一般的には、**50～70代の女性にマンモグラフィーによる乳がん検診を行うと、乳がんの死亡率が20%程度減るといわれています。**

これまでの研究で、マンモグラフィーを受ける人、受けない人に女性をランダムに分けて、マンモグラフィーの効果を検討した研究がいくつかあり、それをまとめた報告があります（Cochrane Database Syst Rev. 2013;6:CD001877）。

これらの研究結果から、40代から70代前半の女性が、マンモグラフィーによる乳がん検診を受けない場合は、検査後7〜9年で1万人中400人が亡くなり、そのうち乳がんによって約20人の方が亡くなっています（報告によってばらつきがあり、乳がん死亡は10〜40人程度という報告もあります）。

一方で、マンモグラフィーによる乳がん検診を受けた側では、乳がんの死亡者数は0・8倍になります。つまり、20人が16人にまで減り、4人が乳がんで死ぬのを避けることができるのです。

現在、日本で推奨されているがん検診は、胃がん（胃X線検査、40歳以上男女）、大腸がん（便潜血、40歳以上男女）、肺がん（胸部レントゲン、または喀痰細胞診、40歳以上男女）、子宮頸がん（細胞診、20歳以上女性）、乳がん（マンモグラフィー、40〜74歳女性）です。

乳がん検診以外の効果はどのくらいかも気になると思います。

たとえば、大腸がん。大腸にできたポリープががんになっていくものですが、ポリープがあると便の中に血が混じります。そこで、この便の中の血液を調べる便潜血検査が行われています。

便潜血検査を受けるかどうか、患者さんをランダムに振り分けた研究をまとめると、こちらも、**大腸がんによる死亡が16％ほど減ることが報告されています**（Cochrane Database Syst Rev. 2007;(1):CD001216.）。

がん検診で見つかるがんには、見つけなくていいものもある？

乳がんや大腸がんの検診では、がんによる死亡者が減らせるわけですが、その一方でデメリットの問題も指摘されています。

これまでの研究から、がん検診で見つかるがんにもいろいろあり、**大きさが小さく、またゆっくりと大きくなるために、がん検診で見つけなくてもいいがんがあるのではないか**といわれているのです。

つまり、がんが見つかって治療せずに放っておいても、そのがんが命を奪わなかった可能性があるということです。

たとえば、乳がん検診で見つかったがんのうち、10～20％の乳がんはゆっくり大きくなるタイプで、手術などの治療介入は必要なかった、つまり必ずしも見つけなくてもよかったのではないか、という報告もあります。

また、アメリカでの研究ですが、マンモグラフィーが普及する前（１９７６～78年）と普及したあと（２００６～08年）とで、発見された早期乳がんと進行乳がんの数を比較したものがあります。

この図は、新たに見つかった乳がん患者（10万人あたり）を示していますが、マンモグラフィーが普及する前は、全体で２１４人にがん（うち、１１２人が早期がん、１０２人が進行がん）が見つかっていました。

理想としては、マンモグラフィーを行うことによって見つかる乳がんの数は変わらないけれども、進行がんの数が減るのが一番です。

新しく見つかった乳がん患者数（10万人あたり）

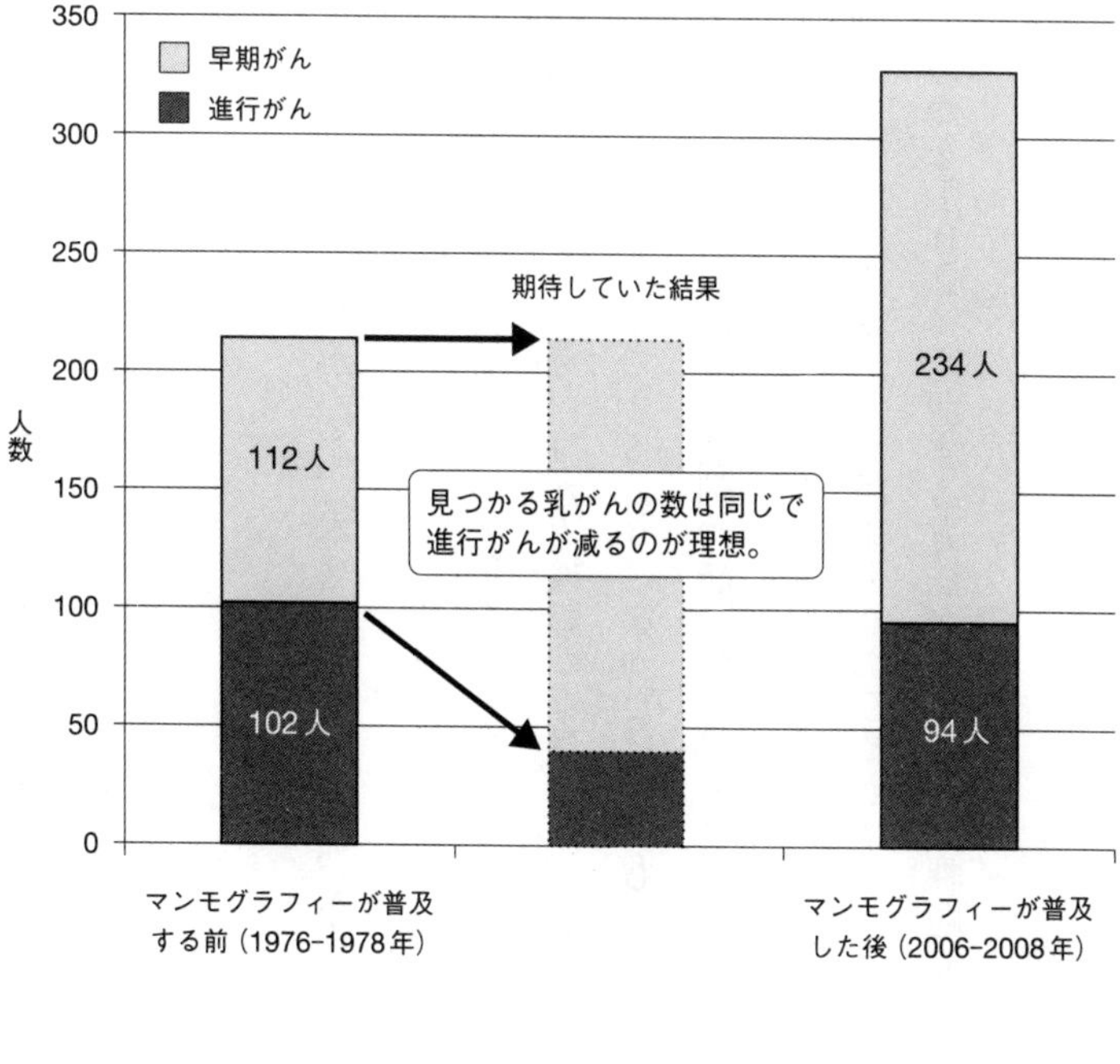

出典：1970年代と2000年代で発見された乳がんの数
（New Engl J Med.2012:367;1998-2005）

では、実際のところ、マンモグラフィーが普及した2006～08年にはどうなったのか？
確かに、進行がんの数は94人と減っていたのですが、一方で早期がんは234人も見つかっていたのです。

この結果を見ると、見つかった早期乳がんが、本当にすべて将来、命をおびやかすものかどうかは疑問になりますよね。

もちろん、年代が異なるので、生活習慣などの変化などもあって、乳がん自体が増えた影響もあるかもしれません。しかし、こういうがん検診がなければ、進行がんになって治療できないものが早期で見つかり、治療できるようになった反面、**もしかしたら治療しなくてもよかった早期がんまで発見している「過剰診断」についても気にする必要がある**のです。

残念ながら、がん検診で見つかったがんは、将来命をおびやかすのか、それとも放っておいても命に別条はないのかを100％区別する方法がないことが課題ではありますが。

若者もがん検診を受けた方がいいのか？

先ほど紹介した、40〜70代前半の女性に対して、マンモグラフィーを受けるかどうかを比較した研究を集めた調査（Cochrane Database Syst Rev. 2013;6:CD001877）からも、いくつかのことがわかります。

【メリット】

●乳がんによる死亡者数が、7年間で1万人あたり約20人（10〜40人）なのが、0・81倍に減る（20人→16人）

●死亡者（乳がん以外含めすべて）が、7年間で1万人あたり約400人（60〜850人）なのが0・99倍に（400人→396人）

【デメリット】

●7〜9年でがん（すべてのがん）が1万人あたり約150人見つかっていたのが、1・

25倍に（150人↓188人）

●手術（乳房切除または乳房腫瘤摘出）を受けた人が、1万人あたり約150人が1・42倍に（150人↓213人）

この結果でも、もちろん乳がんによる死亡者数は減っているのですが、**そのためにがんがたくさん見つかり、乳房を切除するような手術を受ける人もたくさん出ている**わけです。

最近では、若年者へのがん検診の適用を呼びかける声もあります。

ある程度、医学的知識があって、早期発見の問題を認識している方が言う場合はいいのですが、「若い人でもがんになるから、20代からがん検診を」という呼び声で、**何でもかんでも早期発見した方がいいという流れには注意が必要です。**

そもそも、若い人にがん検診を行わなかったのは、がんの頻度が年齢を重ねた人に比べて、極端に少なかったからです。たとえば、がんの死亡者数は60代だと10万人あたり年間400人程度ですが、50代で150人程度、40代だと40人程度、20代だと4人程度まで下がります。

50、60代に役立つがん検診を若い人に行った場合、そもそもがんによる死亡がほとんどないので、減りようがないにもかかわらず、見つけなくてもいい異常ばかり見つけてしまうということは、知っておいた方がいいでしょう。

がん検診による負担という問題も

がん検診はその性質上、命を奪うがんを早期に見つけることができますが、一方で将来、命を奪うかどうか迷うような小さながんもどうしても見つけてしまいます。

もちろん、これはある程度は仕方ないのですが、それ以外にもがん検診による負担という問題があります。

がん検診というと、「がん検診でがんが早期発見できて治療できた」「がん検診を受けなかったばかりに、がんが進行するまで見つからず治らなかった」「がん検診で異常もなくて安心しました」といったふうに、検診を受けることのメリットの話が先行しがちです。

ただ、実際には「がん検診を受けなかったけど、一生がんにならずに天寿をまっとうする人」もいますし、「毎年がん検診を受けていたにもかかわらず、がんが進行した状態で見つかる人」もいます。

それに、「がん検診で異常といわれてしまったばっかりに、本当はがんではなかったにもかかわらず、余計な不安とつきあわないといけない」人がどうしてもたくさん出てきますし、また非常に稀ですが、「がん検診で異常が見つかったばっかりに、精密検査で命を落とす人」という方まででいます。

がん検診の検査自体は、非常に簡単な検査で、レントゲンの検査や、血液を採る検査や便を採る検査など、検診を受ける人にとって侵襲性（体を傷つけること）はほとんどありません。

もともと、がん検診の目的はある一定の年齢になったら全員対象というふうに、多くの方を対象にしているので、簡便な検査が用いられています。一方で、検診で異常が見つかった場合には、追加で精密検査を受けることになりますが、この**精密検査は、検診の検査に比べると正確ではあるものの、どうしても侵襲性は大きくなります。**

たとえば大腸がん検診だと、検診は便の中に血液があるかどうか調べる検査ですが、もし便に血液が含まれていると、大腸にポリープやがんがないか調べるために内視鏡検査になります。

この内視鏡検査ですが、10万〜1万人に1人ぐらいの割合で大腸から出血したり、穴があいて入院や緊急手術などを要する場合もあるのです。

肺がんの検診は？

最近、肺がんに関してはタバコをたくさん吸っている人に対しては、胸のレントゲン撮影だけでなく、ＣＴ（低線量ＣＴ）を使用したがん検診も有用ではないかといわれています。実際に、アメリカで２００２年から04年にヘビースモーカー（この研究では「１日に吸うタバコの箱数」×「喫煙年数」が30以上の人が対象。つまり、１日２箱×15年、または１日１箱×30年など）を対象に、レントゲン検査で検診を行う場合と、ＣＴを使用して検診を行う場合を比較する研究が行われました（NEJM.2011;365:395）。

この研究では、２つのグループにそれぞれ２万５０００人の方が割り振られ、約６年（最大7・4年、中央値6・5年）ほど追跡調査が行われるという大規模なものでした。

その結果、レントゲンで検診が行われた方々が1991人亡くなっているのに対し、CTで検診が行われた方々は1865人と、100人近く死亡者が少なくなっていたのです。

この研究では、死亡原因の内訳が示されているのですが、その中で気になるのが**「検査・治療に伴う死亡」**という項目です。レントゲンの場合は7人なのが、CTを使って検診をした人が12人もいるのが気になります。たった5人の差なので、誤差かもしれませんが、割合で示すと倍近い差なので、気になるところです。

ちなみに、この2つの検診で異常が指摘された人数も出ています。レントゲンの場合は5043人が検診で異常を指摘されたのに対して、CTでは1万8146人が異常を指摘されています。

約3倍近い人が検査で異常を指摘されていますから、その分、検診後の追加検査を受けた際に、何かあったのかもしれません。もちろん、肺がんで亡くなった人も503人から427人と76人も減っているため、全体としてはこの低線量CTを使用したヘビースモーカーに対する検診には意味がありそうです。

胸部レントゲンと低線量CTの比較研究

	胸部レントゲン	低線量CT	
対象者数	26,732人	26,722人	
検診で異常を指摘された人数	5,043人	18,146人	3.60倍
肺がん患者数	941人	1,060人	1.13倍
検診で肺がんが見つかった人	279人	649人	2.33倍
検診以外でがんを指摘された人	662人	411人	0.62倍
総死亡者数	1,991人（7.4%）	1,865人（7.0%）	0.94倍
死亡の原因：肺がんによる死亡	503人	427人	0.85倍
検査・治療に伴う死亡	7人	12人	1.71倍
それ以外	1,138人	1,077人	0.95倍

出典：N Engl J Med. 2011; 365: 395-409　データをもとに作成

結局、がん検診は受けた方がいいのか?

さてこの研究ですが、一番気になるのは、「じゃあ、この結果から私も低線量CTで肺がん検診をした方がいい」と解釈していいのかどうかという問題です。

この研究では、6年間で約2000人に肺がんが見つかっていますが(10万人あたり年間600人)、実際に日本人における新規肺がんの患者数はどうなっているのでしょうか。国立がん研究センターのデータで見てみると、この研究と同じ55~74歳の人で肺がんになったのは、10万人あたり年間50~100人程度、つまり10分の1ぐらいの人数です。見つかる肺がんが10分の1なら、CTによる検診の効果も10分の1程度と言っていいでしょう。

一方で、検診によって異常が指摘される人数は、がんの患者数にそれほど大きな変化を受けないため、「検査・治療に伴う死亡」などの副作用はそこまで減らない可能性があります。

つまり、**ヘビースモーカーでもなければ、CTでがん検診を受けてもメリットがほとん**

どなく、デメリットばかりが目立つ可能性があるのです（なお、低線量CTを用いたがん検診は、現在日本でも臨床研究が行われており検証している段階です）。

CT検査による肺がん検診など、全員を対象としている検診（胃がん〔胃X線検査、40歳以上男女〕、大腸がん〔便潜血、40歳以上男女〕、肺がん〔胸部レントゲンまたは喀痰細胞診、40歳以上男女〕、子宮頸がん〔細胞診、20歳以上女性〕、乳がん〔マンモグラフィー、40〜74歳女性〕）以外の検診を受けた方がいいのかどうかは、非常に悩ましい問題です。

検診のオプション項目としてはありますが、結局受けた方がいいのかどうか相談する機会があまりないということも理由の一つです。

「科学的根拠に基づくがん検診」推進のホームページでは、がん検診を受けた方がいいかを一覧でまとめていますので、医者に相談する前にチェックすることをおすすめします。

全員を対象としては推奨されないが、個人の希望で施行を考慮するがん検診

対象部位	対象者	検診の方法	死亡率減少の効果の証拠	不利益の大きさ	実施体制の推奨
胃	50歳以上男女	胃内視鏡検査	あり	利益より小	推奨する
	50歳以上男女	ペプシノゲン法	不十分	利益より小	個人の判断により実施可
	50歳以上男女	ヘリコバクターピロリ抗体	不十分	利益より小	個人の判断により実施可
大腸	40歳以上男女	S状結腸内視鏡検査	あり	利益と同等の可能性	推奨する
	40歳以上男女	全大腸内視鏡検査	あり	利益と同等の可能性	実施可
	40歳以上男女	注腸X線検査	あり	利益と同等の可能性	実施可
肺	40歳以上男女	低線量CT	不十分	利益より大の可能性	個人の判断により実施可
子宮頸部	20歳以上女	HPV検査を含む方法	不十分	利益より大の可能性	個人の判断により実施可
乳房	全年齢	超音波検査(単独およびマンモグラフィー併用)	不十分	利益より大の可能性	個人の判断により実施可

出典："科学的根拠に基づくがん検診" 推進のページより
http://canscreen.ncc.go.jp/guideline/matome.html

健康診断・人間ドックは受けた方がいいのか？

2014年4月4日、人間ドック学会と健康保険組合連合会は、「新たな健診の基本検査の基準範囲」の中間報告を発表しました。この「基準範囲」というのは、（ある一定の基準を満たす）健康な人が示す検査の測定値です。

今回の発表は、あくまでも「健康な人」の「検査値」がどういう値なのかの発表であって、異常かどうか、病気かどうかを判断する「基準値」「疾患判断値」とは別の値です。しかし、この基準範囲があたかも健康の基準（病気の基準）と思ってしまって混乱した方も多かったようです。

その中でも血圧に関しては、以前より高血圧学会が従来提示していた正常値と、人間ドック学会・健康保険組合連合会が発表した基準範囲を混同してしまったものと思われます。

血圧１４７は高血圧？　正常値？

「血圧」とは、血液が血管の壁を押す力のことです。この血管というのは非常に長くなっていて、心臓がポンプのように圧力をかけてやることで、血管の中の血液を全身に送り出していきます。

この心臓がポンプのように押す力が血管にかかったものが血圧になり、心臓が収縮して血圧を押し出しているとき、つまり一番血管に圧がかかるときの血圧を「収縮期血圧」、心臓が拡張して圧が解除されたとき、つまり血圧が一番かかっていない低い血圧の値を「拡張期血圧」といいます。

血圧が低すぎると全身に血液を送り出すことができませんが、一方であまりに高すぎると血管がダメージを受け、長期的には血管がもろくなって破れるなどの問題が生じてきます。

そのため、高血圧学会では収縮期血圧の基準を１２９以下が正常、１３０〜１３９は正常高値、140〜159をⅠ度高血圧、160〜179をⅡ度高血圧、180以上をⅢ度高血圧と定めています。

それが、今回の**人間ドック学会と健康保険組合連合会の発表では、147までが基準範囲と報告されたのです。**血圧が140〜147の方は、「これまで高血圧として治療していたのに、健康の範囲だったじゃないか」と思ってしまったようで、血圧の正常値について外来で質問を受けた医師も結構いたようです。

血圧の基準範囲はどのように決めているのか

ちなみに、この基準範囲というのはどのように決められているのか、血圧を例にとって説明してみます。

今回の人間ドック学会と健康保険組合連合会が行った研究では、人間ドックを受診した150万人から、これまでにがんや肝臓・腎臓病になったことのない人、すでに糖尿病や脂質代謝異常、高尿酸血症になった人、喫煙・飲酒歴のある人を除いた基準個体(約34万人)を選び出します。

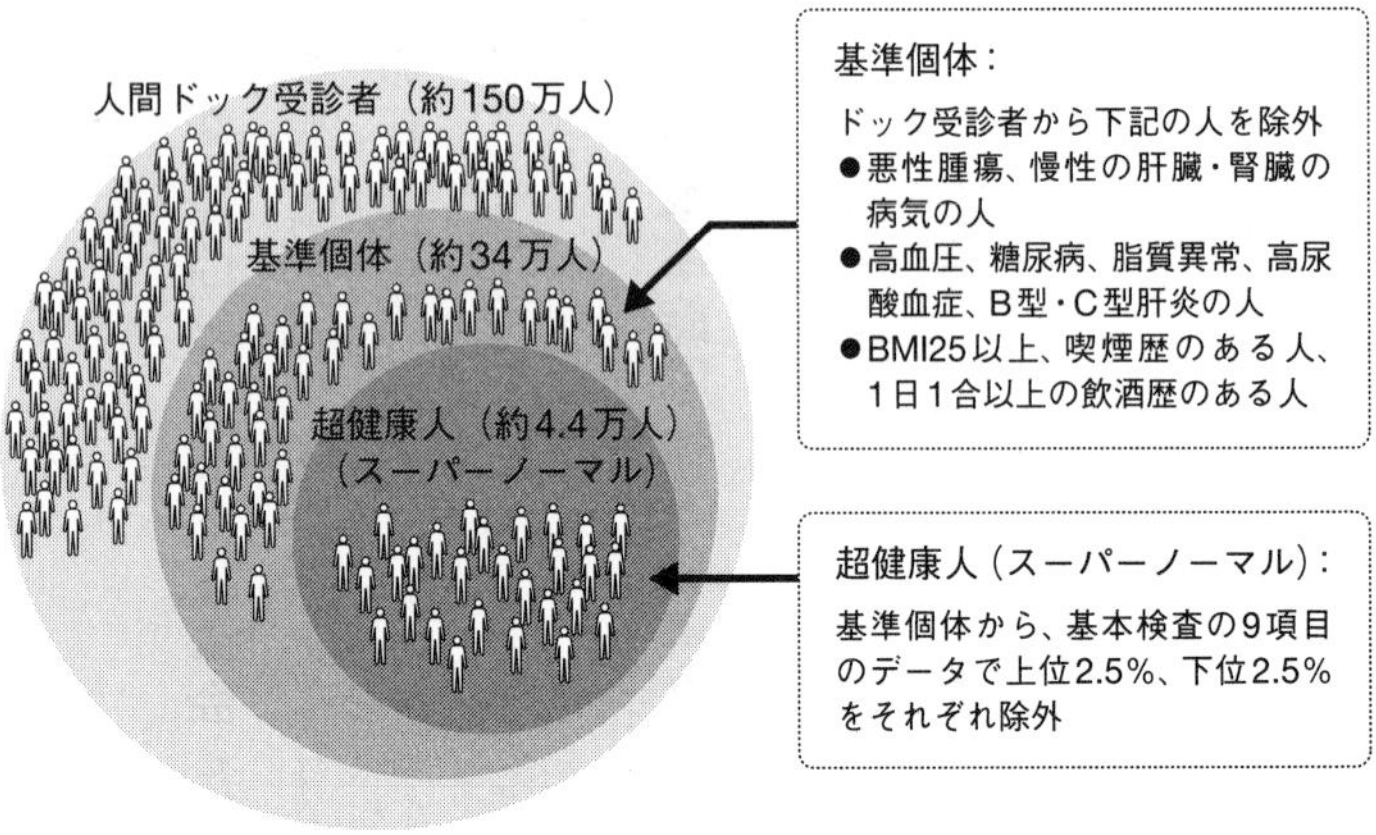
人間ドック受診者（約150万人）
基準個体（約34万人）
超健康人（約4.4万人）
（スーパーノーマル）
基準個体：
ドック受診者から下記の人を除外
●悪性腫瘍、慢性の肝臓・腎臓の病気の人
●高血圧、糖尿病、脂質異常、高尿酸血症、B型・C型肝炎の人
●BMI25以上、喫煙歴のある人、1日1合以上の飲酒歴のある人
超健康人（スーパーノーマル）：
基準個体から、基本検査の9項目のデータで上位2.5%、下位2.5%をそれぞれ除外

そして次に、この基準個体（34万人）のうち、9個の検査項目で上位2・5％、下位2・5％に該当する人を除外して「超健康人」と定義し、この超健康人の人の血圧の値をもって（95％信頼区間を算出）、基準範囲を求めているのです。

これまでの章でもいくつか扱ってきましたが、検査の値というのは、「検査異常＝病気」「検査正常＝健康」と単純に定められるわけではありません。健康な人の検査値と、病気の人の検査値は必ずオーバーラップしています。

この中間発表では、超健康人は収縮期血圧が88〜147だということですが、もちろん、

「収縮期血圧88〜147なら全員健康」ということを示しているわけではありません。たぶん、病気の方を抽出した場合の収縮期血圧も、間違いなくこの範囲とオーバーラップしてしまうでしょう。

今回の中間報告でも、「収縮期血圧88〜147なら健康」と勘違いされないように、報告書の中には「基準範囲＝正常値と理解され、基準範囲が一人歩きして疾患の診断や治療に影響を与える可能性がある」と書かれています。

予想よりも影響があったため、高血圧学会からは「収縮期血圧140〜147㎜Hgが正常といえるかは不明です。すでに高血圧で通院中で140〜147㎜Hgの人は、引き続きかかりつけ医の診療を受けてください」という発表がありました。

高血圧学会が定めたのは、「収縮期血圧140以上だから病気、140未満だから大丈夫」という単純なものではありません。しかし、この基準範囲や正常値にとらわれてしまった方にはよく遭遇します。血圧のほかにも、コレステロールの値も正常範囲に収めないといけないとこだわる方もいます。

また、血圧139だと「もう安心です、私健康ですね」と言いながら、血圧141になった瞬間に、「私、病気なんですか？」と心配される方、すでに血圧の薬を使用されている方で、夜に自宅で血圧を測られて、「収縮期血圧が150だったから来ました」と救急外来を受診する方にも何人か会いました。

「血圧が高いこと」自体にすごく意味があると思い込む方もいますが、そもそも高血圧だから悪いというわけではありません。血圧が高いことによって血管がダメージを受けて、心筋梗塞や慢性腎不全、脳卒中といった病気になって死亡する可能性が高くなることが問題なのです。

長期的に見て、脳卒中や心筋梗塞にならないようにすることが重要なのであって、**現在の血圧だけを見て一喜一憂するのはちょっとおかしな話なのです。**

高血圧は本当に病気に関係するのか

では、実際のところ、血圧が高いとどのくらい病気になったり死亡したりするのでしょうか。

少し前の基準ですが、2003年のJNC(米国合同委員会)基準でどのくらい死亡するか、日本のデータをまとめたものがあります(Hypertension 2008;51:1483-1491)。

次のページの図は、年間1万人あたり何人死亡するかを、年代別に見ています。血圧が高いほど、死亡者数が多いことがわかります。

こういう過去のデータの積み重ねによって、**高血圧が脳卒中や心筋梗塞の発症数・死亡数に関与すること、また高血圧の薬(降圧薬)を使うことで死亡率が下がること**がわかってきています。

これらの根拠をもとに、現在では高血圧学会が「収縮期血圧が140以上を一つの基準として高血圧とする」と基準を出しているわけです。

ちなみに、この**高血圧の影響も年齢によって異なります。**40代も50代も60代も、血圧が高い方が年1万人あたりの死亡者数は上昇しますが、正常血圧と高血圧ステージ2を比較した場合の比率は異なります。

血圧と年代別死亡者数（年1万人あたり）の関係

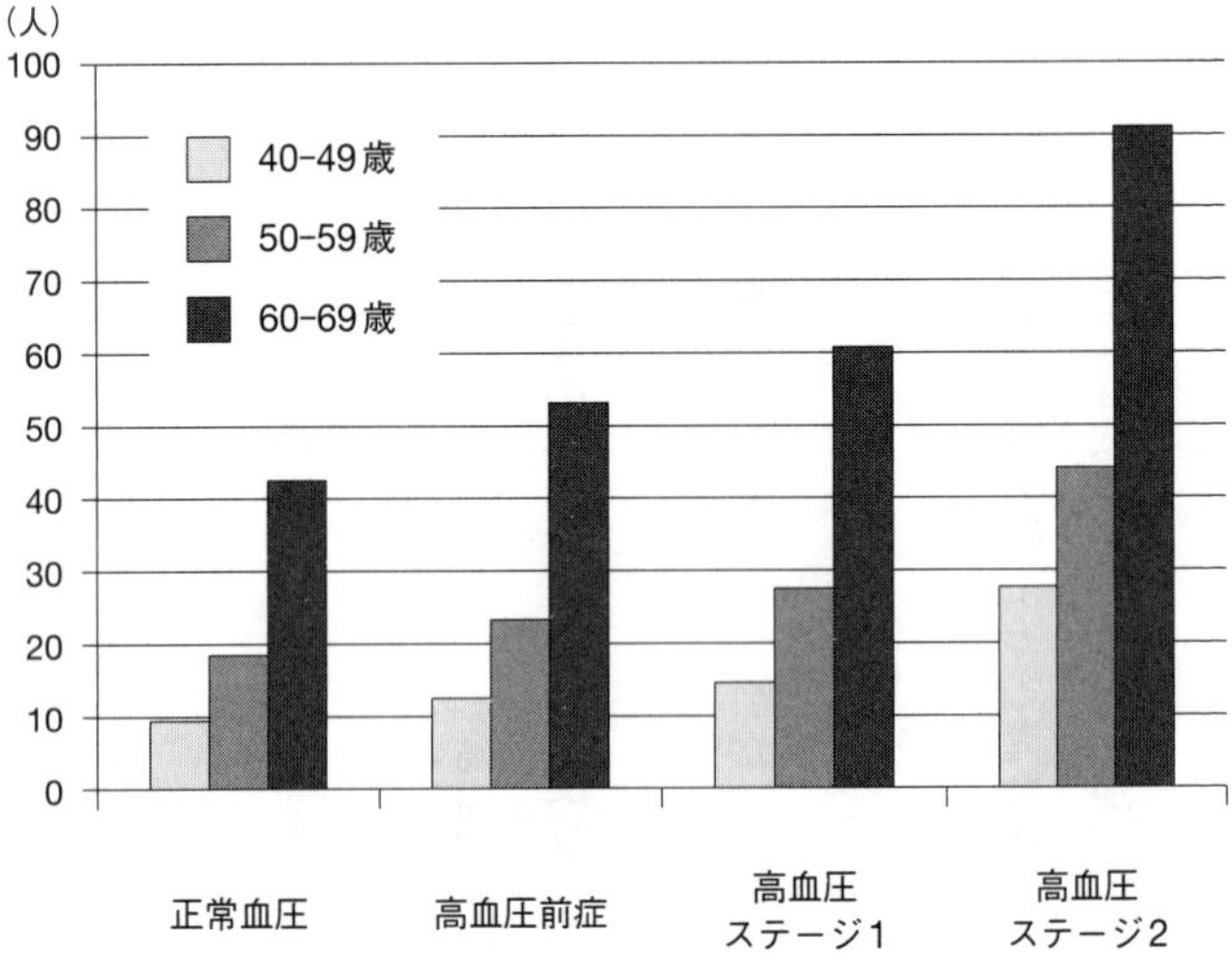

収縮期血圧	～120	120～135	135～160	160～
拡張期血圧	～80	80～90	90～100	100～

出典：EPOCH-JAPAN, Relation of blood pressure and all-cause mortality in 180,000 Japanese participants: pooled analysis of 13 cohort studies. Hypertension 2008;51:1483-1491データより作図

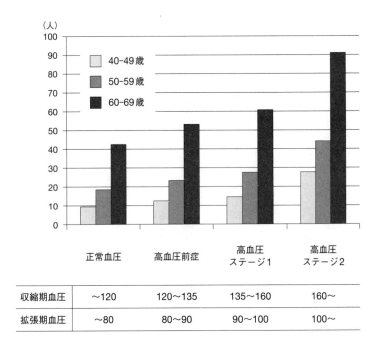

たとえば、40代だと年1万人あたりの死亡者数は、正常血圧で9・5人、高血圧ステージ2だと27・8人で約3倍（2・93倍）までになります。一方、60代だと死亡者数は正常血圧で42・5人、高血圧ステージ2で91・3人と、2・15倍、つまり60代の2・93倍と比べるとやや小さくなります。

また、これが80代になると、がんなどのほかの病気で亡くなるからか、高血圧の影響は相対的に小さくなります。年1万人あたり正常血圧で501人なのが、高血圧ステージ2でも612人と、1・22倍程度になります。

この数字を見て、3倍も死亡者数が違うのなら、血圧を下げる薬を使うかもしれないが、1・22倍ぐらいなら許容する、と思う人もいるでしょう。

また、もし高齢でかつ治らない進行がんがあって寿命が限られているのであれば、この1・22倍という数字ももっと小さくなるかもしれません。

実際、私の診療でも、もともと高血圧の方が進行がんになったときに、患者さんから食欲がわかず薬を飲んだだけでお腹いっぱいになるから薬を減らしたいと言われて、血圧を下げる薬を減らすこともあります。

逆に、がんなどのほかの病気になりたくないということで、きっちりと血圧を下げる薬を飲む方もいらっしゃいます。

「血圧の値が高い」から、「血圧の値を正常にしないといけない」と、検査の値に振り回される必要はないのです。

そうはいうものの毎年、健康診断が近づくと肥満気味の体重を減らしたいと思って直前だけダイエットしたり、健康診断の前日は食事を少なめにしたりと小手先の対応をしてしまう自分もいるのですが……。

いずれにせよ、**何よりも大事なのは、「血圧の値」などの検査結果の値が何を示すのか（高血圧であれば、将来の脳卒中の予測）を意識することの方です。**

第２部第３章のまとめ

☐ すべてのがんを検診で早期発見すればいいというわけではない。

☐ がん検診は、見つけなくてもいいがんを見つけるかもしれないし、余計な不安を増やすだけかもしれない。

☐ もともと、がんになる可能性が低い若い人ががん検診を受けても、がんによる死亡者数は減少しない。だから、検査のメリットはあまりない。

☐ 血圧が高いと脳卒中になりやすい。ただし、その影響は年齢によって異なる。

第2部
検査との正しいつきあい方

第4章

検査とよりよくつきあうために

ここまで第2部では、検査の精度や目的についてお話ししてきました。最後の第4章では、検査の副作用を知り、検査が今後どうなっていくかを見たうえで、検査とよりよくつきあう方法を探っていくことにします。

日本人は検査が大好き？ CT・MRI台数は世界一

検査についてよく話題に上るのが、「日本人はとても検査好き」説です。
実際、日本人がすごくCT・MRI検査といった画像検査が大好きなのではないかと示唆するデータもあります。

このグラフは、日本と諸外国のCT・MRIの台数を比べたものですが、日本の台数が他国に比べて断然たくさんあることがわかります。

国別の人口100万人あたりのCT・MRI台数

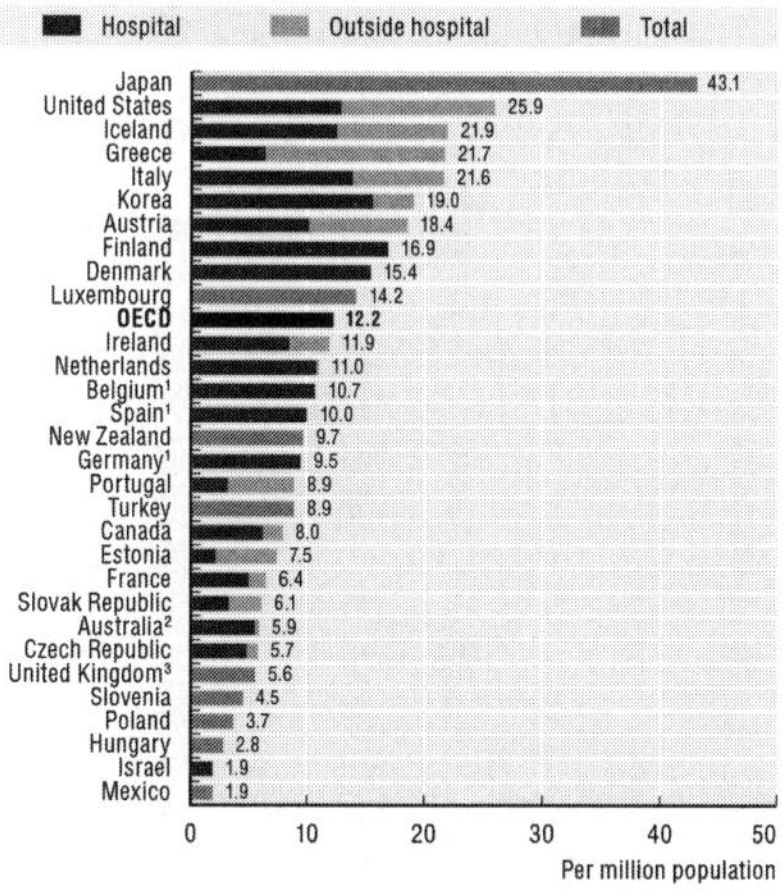

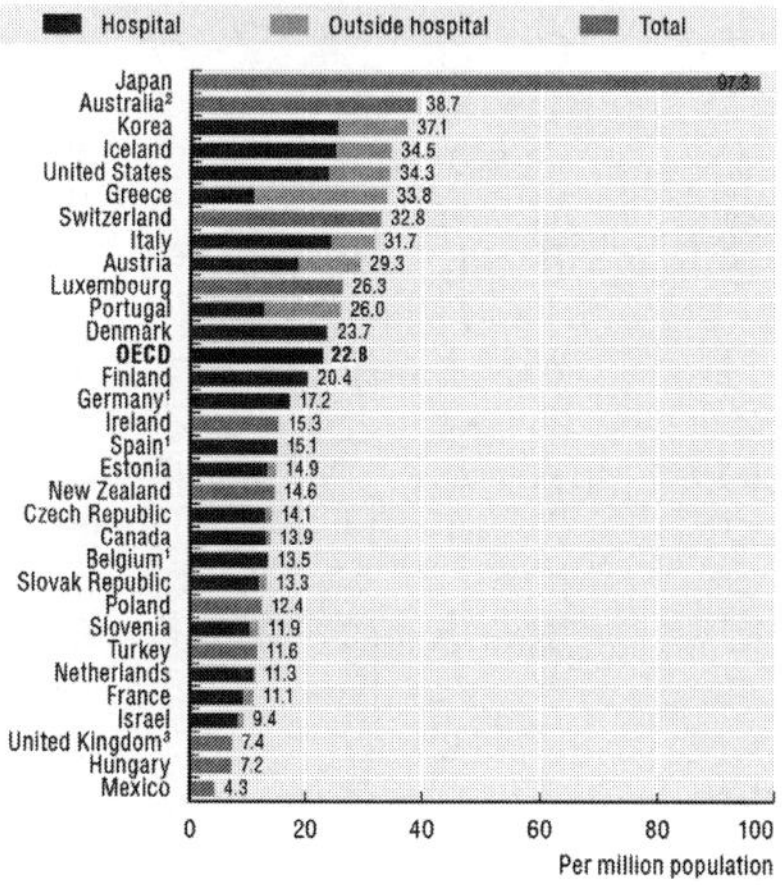

出典：HEALTH AT A GLANCE 2011: OECD INDICATORS. P83
http://www.oecd.org/els/health-systems/49105858.pdf

もちろん、医療システムの違いの影響もあるかもしれません。たとえば、日本の医療費は比較的抑えられているし、またフリーアクセスでいつでもどの病院に行っても治療を受けられます。

一方、アメリカのように医療費がかなり高く、病気になったために破産するという国であれば、検査を受ける人は少なくなります。また、イギリスのように個人がかかりつけ医をもっており、専門病院を受診する際にはかかりつけ医が受診する必要があるかどうかを判断するという国もあります。

医療費が高い国、総合病院への受診制限などがある国に比べると、日本は検査を受けやすいのかもしれません。そういう背景の違いがあるのかもしれませんが、それでも日本には2位のアメリカやオーストラリアの2倍近くもCTやMRIがあるのは驚きです。

ちなみに、日本フランチャイズ協会の統計データによると、日本のコンビニの店舗数は2013年12月現在、4万9323。CTは、だいたい1万2000台ぐらいです。

つまり、**日本にはCTが、コンビニの店舗数の4、5分の1ぐらいある**ことになります。そう考えると、CTはかなり身近にあることがわかりますね。

□CT検査による放射線被曝で、がんは増えないのか？

このように、日本にはCT・MRIがかなりの台数あるわけですが、CT・MRIによる検査も回数が多ければ多いほどいいのでしょうか？

CT検査は、放射線を身体に通過させることで身体の表面ではなく奥まで見ることのできるものです。基本的には、健康診断で行う胸のレントゲンと同じ方法ですが、**レントゲンと比べるとより多くの放射線を検査で浴びることになります。**

放射線というと、2011年3月の東日本大震災での東京電力福島第一原子力発電所の事故を思い出す方も多いと思います。あの震災があってから、放射線が人びとの注目を浴びるようになりました。

放射線によって人の細胞の中のＤＮＡが傷つけられてしまい、がんが増えるのではという話もあり、原発周囲の地域や、その地域の食品にどのくらい放射性物質が含まれているかを調べるといったことにもなりました。

この震災の影響は医療現場にも出てきています。震災までは1年に1回、このＣＴ検査を受けていたのに、福島原発の事故があってから、「なんとなく、ＣＴ検査を受けるのが怖くなっちゃって……」と言って検査を受けるのをためらう方もいらっしゃいました。

もちろん、医療者がＣＴ検査をする場合は、検査のメリットとデメリットを考慮して患者さんに提案していますが、これまでなんとなく検査を受けていた患者さんがあらためてそのメリット・デメリットを考える機会になったことは間違いありません。

放射線によってＤＮＡが障害されると、がんになることはわかっていますが、実際のところ、医療現場で使用されているＣＴ検査では、どのくらい人の健康に影響が出るのでしょうか。

CTを1回撮るごとに、がんの発生頻度は1・16倍に

これまでにも、いくつかの研究によってCTの影響が調べられてきました。

放射線については、余命が少ない超高齢者よりは、小児の方が影響を受けるといわれています。そこで、オーストラリアの子ども1000万人を対象に、CTを撮った回数とがんの発生頻度を見た研究が2013年に発表されています。

この研究では、1985年から2005年にオーストラリアで生まれた1000万人を対象に、平均9・5年間にわたって、がんが発生していないかどうか追跡調査を行っています(BMJ2013:346:f2360)。

この研究の観察期間中では、6万674人にがんが見つかっています。また、CTを一度も撮らなかった場合を1・0とすると、**CTを1回撮るごとにがんの発生頻度が1・16倍ずつ増えていくことが報告されています。**

この1・16倍というのは、どのくらい意味があるのでしょうか。だいたい、日本におけ

る小児のがんは、年間人口10万人あたり0～4歳で13人、5～9歳で8人、10～14歳で7人程度です。

おおざっぱに見積もって、10万人あたり毎年約10人程度の小児がんが発症しているとすると、この10人が11人に、0・01%が0・011%になる計算です。

この0・001%の差を大きいとみるかどうかが問題になりますが、みなさんはどう思いますか？

また、この研究では、CTを撮った人と撮らなかった人が、必ずしも同じではない点にも注意が必要です。

どういうことかというと、CTを撮るということは、もともと何か病気があって撮った可能性があり、その何かわからないけど病気のせいでがんになった可能性も否定できないということです。

卵が先か、鶏が先かではないですが、CTを撮ったからがんになったのか、それとももともとがんになりやすいからCTを撮ったのかははっきりしません。

それに、**がんが見つかったからといって、寿命が最終的に縮んだかどうかというデータもまだありません。**

あくまでもがんが見つかっただけなので、そのがんが将来、寿命に影響するのかどうかといった問題は、今後調べていく必要があるのです。

また、1980年代のCTに比べると、今のCTの方が少ない線量でよりくわしく見ることができるようになっています。

そのため、同じCTの影響を調べたとしても、放射線の副作用は昔より少なくなっていると予想されるので、その点も鑑みる必要があります。

CT・MRI検査の過鎮静、造影剤アレルギーの副作用は？

CTやMRIの検査を受ける場合、ほかにも、小児における睡眠（鎮静）薬の問題や、造影剤アレルギーの問題もあります。

ＣＴやＭＲＩ検査を受けたことがある方ならわかると思いますが、検査の間、ずっと動かずに安静にしておく必要があります。ただ、子どもはどうしてもじっとしていられないため、睡眠薬などで眠らせる必要が出てきます。

特に、ＭＲＩ検査は成人が耳栓をしても聞こえるぐらいの騒音があるので、それでも目覚めないほどに深く眠ってもらう必要があります。

もちろん、睡眠薬の量は十分に検討されていますし、また眠っている間もしっかり観察して、異常があればすぐ気づける態勢をとっている施設もあります。

ただ、残念ながら**鎮静薬のために呼吸が停止したケース、場合によっては死亡するケースもあります。**そのため、２０１３年に日本小児科学会・日本小児麻酔学会・日本小児放射線学会の3学会が合同で、「ＭＲＩ検査時の鎮静に関する共同提言」を出しています。

こういう形の副作用も、稀ですが、あるということを知っておく必要はあるでしょう。

造影剤による死亡事故も

また、CT検査の際に血管の走行を確認する「造影剤」という検査があります。これは、血管が詰まったかどうかを見るのに必要な検査で、造影剤を検査に追加することで、より細かい検査ができます。

この造影剤は、点滴を使って血管の中に直接流し込むのですが、人の身体に異物が入ることになるので、ときどきアレルギー反応を起こす方がいらっしゃいます。

具体的には、皮膚にかゆみが生じて軽度の赤みを帯びた皮膚の腫れなどの蕁麻疹ができたり、くしゃみなどの症状が出たりすることがあります。

蕁麻疹ぐらいであれば大きな問題はないのですが、たとえば腫れが口や首などの空気が通るところにできると窒息してしまいますし、アレルギー反応で血圧が下がって意識がなくなることもあるので、死に至るケースもゼロではないのです。

実際にどのくらいの頻度かというと、かゆみや皮膚の発赤などのあまり大きな問題にならないレベルのアレルギーだと、だいたい数%弱程度。呼吸困難や意識障害、血圧低下などの重篤な問題になるのが1万人に1人ぐらいで、その結果死亡に至るのが10万人に1人ぐらいの割合になります。

そのため、造影剤の検査をする場合には、「アレルギーが出やすいか、喘息歴があるか、肝・腎臓の病気の既往があるか、造影剤でアレルギーが生じたことがあるか」に該当しないか、事前にチェックします。もし該当するようであれば、造影剤を可能な限り使用せずに検査を行うことになります。


検査の進歩によって、アレルギー反応の生じにくい造影剤が開発され、画像の質を落とさずに造影剤の量を減らすことができるようになりました。しかし、**国内全体でみれば、年間数例程度は残念ながら死亡事故が生じています。**

もちろん、医療者は検査のデメリットにまさるメリットがあると思うからこそ、患者さんに検査を勧めるわけではあります。

その一方で、こういう副作用があることもぜひ知っておきましょう。

過剰な医療・検査に対する反動も

検査を受けることのメリットは、それによって病気が見つかる、医療介入をすることができる、という意味では、誰にとってもわかりやすいものです。

たとえば、近所の方に「検診で病気が見つかったんだけど、早期だったから治ったの」と言われると、私も検診を受けないといけないな、と思うかもしれません。

逆に、「がん検診で要精査だったのに、別に病気はなかった。検査もしんどかったし」というような話は近所の人受けは悪いですし、「で、何?」という感じに言われてしまうのであまり話題にもなりません。

このように、**検査というものは、そのメリットが注目されがちであり、**検査のデメリットは頻度がそれほど多いわけではなく、また見えにくいためにあまり注目されてきませんでした。そのためもあり、これまでの医療はどちらかというと、病気を見つけることが重視されてきました。

一方で、最近では検査しすぎることのデメリットに気づくにつれ、現代の医療が「病気を見つける・治療する」という方向に傾きすぎているのではないかという反省のもと、**過剰検査・医療に対する反動運動も出てきつつあります。**

「過剰な診療」とは？

その一つが、イギリスのＢＭＪという医学雑誌が行っている「Too much medicine」キャンペーンです。

ＢＭＪという雑誌は、イギリス医師会が母体となって作成している雑誌で、世界の医療者の間で最も読まれている臨床医学雑誌の一つです。

このキャンペーンでは、これまでに前立腺がん検診や、甲状腺がん検診、消化管ポリープ、喘息、慢性腎不全、認知症などが話題に上っています。

前立腺がんや甲状腺がんでは、寿命延長効果がはっきりしないのに検診をするのかどうかといったことが議論され、また早期認知症の場合には、コストに見合った治療効果が得られないとのことで、早期発見を推進することの是非が議論されています。

もう一つ、大きな動きとしてあるのが、「Choosing wisely」です。「Too much medicine」キャンペーンはイギリスのものでしたが、「Choosing wisely」はアメリカ中心の活動で、複数の学会がそれぞれ「無駄が多い医療行為」を公開しています。

たとえば、

・風邪のときに抗生物質は必要ない
・急な背中の痛み(発症から6週間以内)が生じた場合に、怖い病気を疑う症状がなければ、すぐに画像検査は行わなくてもよい
・症状がない人には、心電図検査を毎年する必要はない
・グルコサミンやコンドロイチンを変形性膝関節症には使用しない

といったことがあげられています。

「Too much medicine」や「Choosing wisely」は、インターネットで情報が公開されています。気になる方は、そこを見ればどういう医療行為がコストに合わず、無駄の可能性があると考えられているかがわかります。

この「無駄と思われるもの」のうち、日本で行われているものもあります。なので、日本においても、無駄を検証する必要があるかもしれません。

ただ、このキャンペーンについて考える際には、いくつか注意するポイントがあります。

一つは、「全体として、メリットよりデメリットが目立つ」ものを医療行為として避けるようにキャンペーンを行っているという点です。

たとえば、「急な背中の痛みの場合、危険なサイン・徴候がなければ、すぐに画像検査を推奨しない」という項目があります。

これは、危険なサインがなければ画像検査で病気が見つかる可能性は低いから、検査をしてもあまりメリットがないし、医療費の無駄なのでやめましょう、という項目です。

ただ、サインがないと怖い病気が隠れていることがないかといわれれば、そういう人がまったくいないわけではありません。

あくまでも、**「この限りなくゼロに近い病気を探すために、全員に画像検査をするのは医療費が膨大にかかるし、ナンセンスだから推奨しない」**という話なので、注意が必要です。

もう一点大事なのは、日本と海外では医療における条件が違う点があるということです。イギリス・アメリカと日本では、病気の発生頻度が違うために、海外では無駄な医療でも日本では役立つ場合があります。また、検査の値段一つとっても、検査の種類によっては日本とアメリカでは全然違います。

たとえば、「Choosing wisely」キャンペーンに、「心臓に関する症状のない人には、毎年の心電図検査は必要ない」という項目があります。日本だと心電図検査は１３００円（保険点数１３０点）ですが、アメリカではその5〜10倍程度かかります。

このように、**単純に日本でも心電図検査が不要といえるかどうかは、日本と海外の医療を取り巻く環境をふまえて議論する必要がある**という点は指摘しておきます。

「過剰な医療」は求めない、受けない！

「Too much medicine」「Choosing wisely」は海外のものでしたが、日本においても検査の過剰診断はどのくらいか、検査とどううまくつきあっていくかを議論していく必要はあります。

日本でも「Choosing wisely」を広めようということで、総合診療医が中心となっている「ジェネラリスト教育コンソーシアム」という団体があります。

同団体は、「Choosing wisely」を翻訳するとともに、「日本における無駄な医療」を5項目提案しています（徳田安春編『あなたの医療、ほんとはやり過ぎ？——過ぎたるは猶及ばざるがごとし　Choosing wisely in Japan』［尾島医学教育研究所］）。

この本では、アメリカの「Choosing wisely」キャンペーンが日本に当てはまるかどうか、当てはまらない場合にはどういう提言が推奨されるべきかが提案されています。

たとえば、「特定のリスクが高くない頭痛患者に画像検査は行わない」や、「子どもが頭を打った場合に、意識を失ったり普段と様子が違ったりしないのであれば、頭部ＣＴは撮像しない」といったものが提案されています。

具体的には、「日本版Choosing wisely」として、日本における過剰な医療に関する５つの推奨を提言しています。

- **症状のない成人へのＰＥＴ、ＣＴ検診は推奨しない**
- **症状のない成人への腫瘍マーカーを用いた検診は推奨しない**
- **症状のない成人への頭部ＭＲＩは推奨しない**
- **症状の乏しい腹痛患者への適応を十分加味していないＣＴ検査は推奨しない**

（腹痛の症状から病気を想定し、ＣＴでわかる病気が想定された場合に行う）

- **医療者の利便性という理由で尿道バルーンを使うことは推奨しない**

（尿量を測定しやすいからといった医療者の都合で、尿道口から尿道バルーンを留置しない）

医療費の問題も無視できない

2014年2月、政府は新たな薬や医療機器のうち、効果に対して過大な費用がかかるものについては保険でカバーしない方針を発表しました。

日本では、医療費の増加が非常に大きな問題の一つとなっていることは周知の事実です。ここ数年で**医療費は毎年1兆円ずつ増えてきて、40兆円を超えるほどにまで膨れ上がっています。**

医療費増大の原因には、新しい薬の開発や医療機器の進歩によるコスト増加の問題もありますが、最も大きな原因として高齢化があります。

厚生労働省の医療給付実態調査を調べると、年齢別の医療費を見ることができます。それによると、65歳以上の高齢者は全人口の4分の1程度ですが、医療費では実に約6割を占めています。

年齢別一人あたりの医療費で見てみても、40代だと年間約10万円ですが、65〜69歳だと約45万円、70代になると65万円、80代だと90万円を超えるというふうに、年齢が上がるにつれて医療費がどんどん増えていることがわかります。

日本の高齢化率（全人口に65歳以上が占める割合）は2005年に20%を超え、13年に25%を超えて、あと10年以上は増加し続けるという試算もあります。その一方で、医療費をまかなうための税金を納める労働人口は減っていくので、コストを意識した医療を進めていく必要があるのです。

この状況が進めば、これから導入される医療だけでなく、今行われている医療についても、検査によるメリットは何なのか、デメリットは何なのか、コストはどうか、といった視点をふまえて、どういう医療を提供するかがますます議論されていくことになるでしょう。

ここには、いくつか気になる点、越えるべきハードルがあります。

一つは、コストが多大にかかるけれど効果のある治療は、お金がある人しか受けられないというように、貧富の格差によって受けられる医療が変わるのではないかということです。

また、検査・治療のメリット・デメリットを天秤にかける必要がありますが、それ以上に問題になるのは、そのメリット・デメリットをどう費用に換算するか、です。

検査や治療の効果は「延命効果」「生活の質の改善」などが考えられると思いますが、これらをコストとして考えるということは、否が応でも命をお金に換算することが必要になってきます。

もちろん、いくらでも医療費をかけられるわけではないので、今後はコストについて一定のルールが必要となるでしょう。私たちは医療消費者として、今後どのように議論が進んでいくかに注目していかなければなりません。

「自宅検査」にも注意が必要！

一般医薬品のネット販売が解禁に

ここまで、検査の副作用、コストなども加味して、検査が必要かどうか考える必要を見てきました。医療者以外の視点から医療というものを見てみると、今やインターネットを通じてたくさんの医療情報や食品を手に入れて健康を自分で保てる時代になりました。病院に来られる方の中でも、食事に気をつけているのはもちろん、サプリメントなどの健康食品を使用されている方は本当にたくさんいらっしゃいます。

「自分の健康は自分で守る」というセルフケアの意識が高くなるなかで、自身で薬を買って服用する「セルフメディケーション」も徐々に進んでいます。

薬というと、病院で医師による処方箋が必要な「医療用医薬品」と、処方箋が必要ない「一般医薬品」に大きく分けられます。

一般医薬品は、市販薬、家庭用医薬品、大衆薬などとも呼ばれ、またカウンター越し（over the counter）に売買されることから、「ＯＴＣ医薬品」とも呼ばれています。

OTC医薬品（一般用医薬品）の分類

	リスク	医薬品例
第一類医薬品	OTC医薬品としての使用経験が少ないものや副作用、相互作用などの項目で安全性上、特にリスクが高い医薬品。	胃薬（H2ブロッカー）など
第二類医薬品	副作用、相互作用などの項目で安全性上、リスクが比較的高い医薬品。	かぜ薬、解熱鎮痛薬、漢方薬など
第三類医薬品	副作用、相互作用などの項目で安全性上、リスクが比較的低く多少注意を要する医薬品。	ビタミンC含有保健茶など

出典：2013/2014「国民衛生の動向」より

OTC医薬品は、「副作用」「相互作用（飲み合わせ）」「使用方法の難しさ」などの項目から、人へのリスクを考慮し、さらに表の3つに分けられています。

第一類医薬品については、薬剤師による文書での情報提供が義務づけられていますが、第二類・第三類については、薬剤師または登録販売者が対応を行い、第二類は文書による情報提供は努力義務とされています（第三類は法律上、文書による情報提供の定めはありません）。

従来は、第一類、第二類については、薬局などでの対面販売が必要とされ、インターネットでの販売が規制されていましたが、2013年に一部の規制が解除されました。副作用が比較的強いものと、医療用医薬品から一般用に切り替わったばかりで安全性評価が十分に終わっていないものを除くOTC薬品に限って、薬剤師が常駐し、週30時間以上営業する店舗であれば、ネット販売ができるようになったのです。

一般用検査薬も手に入るようになった

このように、OTC医薬品が注目されていますが、検査という視点からは、一般販売されている「一般用検査薬」というものもあります。第2章でお話しした妊娠反応検査薬はその一例ですね。

1989年に、「セルフケア領域における検査薬に関する検討会」が設置され、その報告書に基づいて、90年から尿中の糖や蛋白を測定する検査（尿糖・尿蛋白）や、その翌年からは妊娠反応検査薬が一般に向けて販売されるようになりました。

厚生労働省科学研究「スイッチOTC医薬品の選定要件及び一般使用が求められる検査等に関する研究」の報告書では、日本以上に診断用医薬品が一般向けに販売されているアメリカやイギリスの例の中から、次の項目について一般検査薬の有用性を事例として挙げています。

1　生活習慣病に関する検査薬

コレステロール値の測定、血糖値の測定など。自覚症状を伴わない生活習慣病の発見のほかに、生活習慣の改善や医薬品による効果の確認が可能となる。

2　生活の質の改善に寄与する検査薬

排卵検査薬など。晩婚化と出産年齢の高齢化などから、妊娠・出産に適した期間も短くなっており、排卵検査薬は妊娠の機会を高め、少子化に歯止めをかける一助となる。

3　疾患の早期発見により、早期治療につなげることができる検査薬

便潜血(便に少量の血液が混じったかどうか)などにより消化管の出血を確認するなど、疾病の早期発見、早期治療に大きく寄与することが可能となる。

4　感染症を早期発見する検査薬

インフルエンザ検査薬を一般検査化することにより、家庭で簡便に検査することができる。陽性になった場合には、インフルエンザの疑いがあると判断され、医療機関への早期受診の促進や感染拡大の抑制につなげることができる。

5　薬剤の影響（副作用）を知るための検査薬

将来的に侵襲性の少ない検体採取が可能となれば、無機塩類や血球など、血中の特定成分を測定することにより、一般医薬品の副作用等の確認が可能となる。

2013年6月に、政府は成長戦略に「予防・健康管理」の推進を掲げ、これを受けて規制改革会議が検査薬の販売柔軟化を打ち出しました。

2014年1月に、厚生労働省も基本的にこの方針に同意したことから、今後、日本でも、病院に行かなくても検査薬が気軽に手に入るようになるかもしれません。

腫瘍マーカー検査はどこまで役に立つか？

実際に、すでにインターネットでもいくつかの検査薬を買えるようになっています。現状の法律では、検査結果を自宅で判定するのは難しいため、自宅で血を採るところまで行って、その採った血液を検査会社に送ることで、検査が受けられるシステムのようです。

「血液」「がん」や「自宅」といったキーワードで検索すると、いくつか販売会社を見つけることができます。よく見かける検査項目としては、やっぱり「がん」に関するものです。たとえば、がんがあると血液中で上昇する「腫瘍マーカー」を測るキット、B型・C型肝炎などのがんの原因となる疾患をチェックできるものがあります。ほかにも、HIVなどの性感染症を見つけるものや生活習慣病などを調べるものもあります。

実際に、こういう検査薬を自宅で使用される方もすでにいて、時には「インターネットで検査したら、がんの可能性があるっていう結果だったんですが……」と言って病院を受診される方もいます。

私も、そうやって病院を受診した患者さんに指摘されて、はじめてがんの検査キットがインターネットで手に入ることを知ったのですが、これはなかなかつきあいが難しい検査だというのが私の正直な感想です。

血液検査で測定する腫瘍マーカーは、がんの種類によって異なりますが、その多くは身体の中のがん細胞がつくり出す物質を測定しているものです。

ただ、がん細胞ももともとは自分の細胞が由来なので、たまたま自分の細胞が腫瘍マーカーの物質をたくさんつくっている場合や、逆にがん細胞が少ないために腫瘍マーカーが反応しない場合もあり、検査の精度としてはそれほど高くありません。

だからといって、腫瘍マーカー検査は全然役に立たないわけではありません。がんの可能性がより高い人（たとえば、がん治療後の患者さん）を対象に検査をすることで有用になります。

実際、がん治療後の患者さんは、がんの治療成績がよくなったといっても、5年間で再発する可能性は数割あることが多いですから、検査の精度がほどほどでも役立つわけです。

その一方で、**がんの可能性があまりない人に検査をしても、がんが本当はないにもかかわらず腫瘍マーカー値が上昇する人が検査で引っかかってしまう（偽陽性）のは非常に問題です。**

実際、アメリカの「Choosing wisely」キャンペーンでは、

・根治目的で治療された乳がん患者には、症状がなければ腫瘍マーカーを用いた経過観察

を行わない

・無症状の女性への腫瘍マーカーを用いた卵巣がん検診は行わない

など、**腫瘍マーカー検査を「正しい対象」に使用することが推奨されています。**

腫瘍マーカー検査の悩ましい問題

また、この腫瘍マーカー検査の一般市販化は、具体例を考えると、結構悩ましいことが生じます。

たとえば、50代の男性でこれまでに大きな病気をしたことがない人の場合。この年代になってくると、自分の親ががんになるケースもあるし、職場の上司や同僚、それに後輩でもがんになる方が出てきます。

特に、最近職場の上司ががんになり、手術や治療のために休みをとったとなると、「もしかして、自分も調べてもらったら、がんが見つかるんじゃないか。病院で相談した方がいいんじゃないか」と思う方もいるでしょう。

そこで、がんを検査する方法を調べてみると、人間ドックは半日かけての検査になるし、そのうえ検査結果をあらためて聞くとなると、2日はかかることがわかります。

特に症状もないし、これまでに病気になったこともなく、病院ともなじみがないとなると、人間ドックのために仕事を休むというのはかなりのハードルです。

ちょっと難しいなと思っていると、「がん」や「検診」でネット検索をしたせいか、ターゲット・マーケティングが働いて、Googleの広告サイトで「在宅血液検査キット」なんてものがあることを知るわけです。

調べてみると、検査は自宅でできるし、検査で測るものは病院で測るものと同じで精度も病院並みと書かれています。お値段は、今なら1万円程度で測定できるとなると、これはやってみようと思うかもしれません。

結果が陰性（正常）なら、そこで話は終わります。問題となるのは、陽性（異常）と出てしまった場合です。

通常、**腫瘍マーカーを病院で測定する場合には、年齢や今の症状、診察結果などをあわ**

せ見て、「これはがんの可能性が高いな」と考えてから、腫瘍マーカーを含めてどの検査を行うかを決めます。

一方で、この50代男性の場合は症状もなさそうで、たぶんがんの可能性は同世代の方と比べて同じくらいであり、特段可能性が高いということはないようです。

こういう方が、市販の検査を使用せずに病院に来られた場合には、「今、症状がないなら検査はいりません。がん検診を受けていないようでしたら、受けてくださいね」といったアドバイスで終わります。

しかし、今回の場合は、すでに自分で腫瘍マーカーを測定したあとであり、**本来であれば行う必要のなかった検査の異常値だけが一人歩きしてしまうわけです。**

患者さんからしてみたら、「腫瘍マーカーが上がって、がんの可能性が高いということですよね？　一刻も早く精密検査をしてください!!」となるでしょうし、医療者からは、「そもそも必要のない検査で異常があっても、偽陽性の可能性が非常に高いし、精密検査を行う理由にはなりません」という形で意見の不一致が生じ、お互いに対して不満が残ってしまいます。

もちろん、腫瘍マーカーを含めた検査が自宅で測定できるというのは、選択肢が広がるという意味ではいいことだと思います。

また、がんになったことがあるが病院へのアクセスが悪いという方が、病院での検査の代わりに使ったり、がん検診の対象なのにもかかわらず忙しくて受けられない、検査を病院・保健センターなどに受けにいくことすら怖いといった方が使う、という形では有用だと思います。

しかし、先にあげたようなややこしい問題が起こることがあるということは、みなさんに知っておいていただきたいのです。

腫瘍マーカーのメーカーの方々には、とりあえず検査を一般に販売するという発想ではなく、検査結果の解釈やその後のフォローをどうするかといった仕組みもつくったうえで、一般販売を考えてほしいところです。

ネットで買える性感染症検査薬は？

誤解のないように申しておきますが、もちろん拡大が検討されているすべての一般市販検査薬が役に立たないという話ではありません。

本書でさんざんお話ししてきたように、**「検査の精度」だけでなく、「検査前の病気の可能性」について、また検査結果の解釈について配慮が必要ということです。**

がんの腫瘍マーカー検査は、先の例のように、検査が正常かどうかと病気の有無が一致しないことがあるので、検査結果の解釈が難しくなります。一方、検査の値で病気かどうかが決まるものもあります。

たとえば、高血圧であれば、「血圧○以上なら高血圧」と数値で診断がつき、その数値自体が病気の有無を表しています。こういう、検査の値と病気の有無がかなりダイレクトにつながっているものであれば、自宅で検査してもその解釈は簡単です。

もちろん、病気を早期に見つけることのメリット・デメリットを考える必要はありますが。

一方で、腫瘍マーカーのように検査の正常・異常（陽性・陰性）と病気の有無が一致しない場合でも、「検査前の病気の可能性」をしっかり考慮することができれば検査を役立てることができますし、一般の方が手に入れられても検査結果の解釈に迷わずにすみます。

たとえば、第2章でお話しした妊娠反応検査も、検査の正常・異常と妊娠の有無が必ずしも一致しているわけではありませんでした。それでも、「初経前、閉経後の女性は除外し、ここ最近性交渉があって、かつ生理が遅れている人」を対象にすることで、その真価が発揮できているわけです。

同じようなものとしては、**ＨＩＶなどの性感染症の検査などは役立てることができるかもしれません。**

この検査をする場合、ＨＩＶ感染者と性交渉をしたかどうかが一つのポイントですが、不特定多数と性交渉している方だとＨＩＶに感染している可能性が比較的高くなります。

逆に言うと、結婚していて特定の人とのみ性交渉するだけではＨＩＶに感染する可能性は低く、ＨＩＶに感染したというのは何らかの浮気や不倫、それに夜遊びなどと関連していることになります。

ＨＩＶ検査は、保健所などで受けることができますが、そういう事実を知らずにどこの病院に行っていいかわからず、また病院に行って「実は浮気をして……」と切り出すのはなかなかはばかられます。

そのために、ＨＩＶに感染したかもとおびえながら、検査を受けずに過ごしている方は一定数いることが想像できます。

もちろん、そもそも病気の頻度としては低いのですが、本当にＨＩＶ感染者であれば、ほかの人にＨＩＶをうつしてしまう可能性があるため、感染した時点で発見しておくのがベストです。

こう考えると、「病院に行く勇気がなくて……」という人も検査を受けられるようになるという点で、自宅でできる検査としてはいいと思います。

もちろん、検査陽性だった人が必ず精密検査を受けるシステムをつくる必要はありますし、どういう人が検査を受けた方がいいのか、知識をどう普及するかについても、自分ごととして考えていかなければなりません。

「新しい検査」を受ける前に考えたいこと

ニュースなどでときどき、「がん細胞が出す物質を発見。がんの早期発見が進むか？」といったタイトルの記事が出てくることがあります。

こういうニュースで報じられる「新しい検査」が信用に足る検査かどうか、どこを見たら深く知ることができるのか、また正しい検査対象で精度が測定されているか、という重要な点について見ていきます。

「新しい検査」でよくあるニュースとして、269ページでも登場したがんの血液検査（腫瘍マーカー）があります。開発当初は、鳴り物入りで「こんなにいい検査ができました」「これで、がんが血液検査だけで早期発見されます」と発表されるのですが、注意したいのは、**こういう腫瘍マーカー検査の開発は研究室で行われている**ということです。

研究室では、明らかながんの人と健康な人（明らかにがんではない人）の血液を比較し、がんの人の血液だけから見つかるものを探して腫瘍マーカーとして使おうとしています。

一般的に腫瘍マーカー検査は、身体の中にあるがんが分泌しているものを測定して、その腫瘍マーカーの値が高ければ、がんがありそうだと判断します。

分泌される腫瘍マーカーの量は、がんの大きさに依存することが多いため、**早期がんであれば分泌される腫瘍マーカーの値が少なく、検査としてちゃんと機能しない場合もあるのです。**

大事なのは、「検査は『正しい検査対象者』で精度を検討されていないと意味がない」ということです。**「新しい検査が発見された」という場合には、「正しい検査対象者」で確実に検討されたかどうかを、最低限確認してみてください。**

実際、現在の検査の信頼度がどのくらいかを示すおもしろい記事が２０１３年12月、New York Timesに載りました（"I Had My DNA Picture Taken, With Varying Results." New York Times, 2013/12/30）。

Kira Peikoffさんが、インターネットで購入できる３つの遺伝子検査を受けて、その結果について報告された記事です。彼女は28歳女性、今は特に病気はないものの、家族に心筋梗塞や関節リウマチ、アルツハイマー病、乳がんなどの方があり、将来の疾病リスクを知りたいために遺伝子検査を受けられたそうです。

その際、現時点では遺伝子検査の信頼性がはっきりしないために、３つの検査機関で同時に受けることにしました。具体的には、

・唾液を採取して送ると２４０項目以上の検査結果を知ることのできる「23andMe」（Googleから出資を受けて２００６年に設立）
・25種類の病気リスクを判定してくれる「Genetic Testing Laboratory（ＧＴＬ）」

・24種類の病気リスクを判定してくれる「Pathway Genomics」

の3社に検査を依頼したそうです。

その結果が、非常におもしろい。23andMeのレポートで、最もリスクが高いとされていたのは「乾癬」と「関節リウマチ」だったのに対し、GTLからのレポートの中で最もリスクが低いとして挙げられていたのは、なんとその「乾癬」と「リウマチ性関節炎」だったのです……。

このように、**インターネットでの検査は、まだ精度が十分に検証されているわけではありません。**

そのため、**現状では特に病気になっていない、特に症状もないような方が、インターネットの遺伝子検査を申し込むことは、医療者としてはあまりおすすめしません。**

第2部第4章のまとめ

- □ CTを撮りすぎると、がんになる可能性が高くなる。1回あたり1・16倍に（10万人に10人が、11～12人に）。
- □ 将来、自宅で検査できるようになったときも、大事なのは検査の前に自分の病気の可能性を見積もること。
- □ がんの検査は解釈が難しい。HIV検査は、病気の可能性が見積もれるので役に立つかも。
- □ ネットで紹介されているような検査が役立つかどうかは、本来検査を受けるべき人で精度を調べられているかが重要。

おわりに――結局、検査とはどうつきあえばいいのか

最後に、私がみなさんに最もお伝えしたいことをもう一度お話しして、終わりの言葉に代えさせていただきます。

●検査結果は、必ずしも病気の有無とは直結しない

まず、検査結果はあくまでも検査結果でしかなく、病気があるかどうかは別問題ということです。**検査で異常でも健康な方はいるし、検査で正常でも実は病気の方もいます。**

もちろん、検査によっては、ほぼ100%正しい検査もありますが、それでもどんな検査にも例外がつきものということです。

診断は、最終的には人が（主には医療者が）判断するもので、検査結果が決めるもので

はありません。検査結果は信用できるけれど、医療者の言うことは信用できないという人もいますが、そもそも検査は人が病気を発見するためにつくったものです。

つまり、病気を見つける人がいて、その後から検査が開発されてきたのです。**検査結果を過剰に信用する、検査を受けることを絶対視するのは、あまり賢いとはいえません。**

●病気の有無は、確率で語られることがある

これまでいくつもの例を示したように、病気があるかどうかは、医療では確率論が一部を占めています。

もちろん、真実は一つ、あなたに病気があるかどうかは（基本的に）2択です。「あなたは36％病気です」、なんて伝えられ方はしません。私自身、患者さんに病気かどうかを告げるときには、「まず間違いなく病気です」、あるいは「まず病気ではありません」とお伝えします。

たとえ病気があるかどうか微妙であっても、自分の迷いを患者さんに伝えることで、患者さんが混乱することがあるからです。もちろん、自分の判断がつねに100％正しいと

は信じていないので、「まず」なんて言葉をつけてしまいますが。

もちろん、ある程度信頼関係があって、検査のことを理解している方には、迷いも伝えることはあります。

●それぞれの検査には、受けるべき妥当な人がいる

そして、**病気を見つけるための検査には、受けるべき人と受けてもあまり意味がない人がいる**ということです。

男性に対する妊娠反応検査のように、明らかに対象ではない人に検査することは避ける。逆に、インフルエンザの例で見たように、まず病気があると思われる人にとっても、検査の意味はありません。


具体的に心がけていただきたいのは、病院に行くときに「検査をしにきました」という形で行くのは、できれば避けた方がいいということです。「○○が心配で、検査した方がいいのかと思って……」ぐらいがベターです。

「検査をしにきた」という言葉を使ってしまうと、言霊のように自分に響いて、検査が大事だと思ってしまうことがあります。自分の中で、なぜ検査を受けようと思ったのかを、病院では伝えるようにしてください。

ちなみに、**検査の前に「病気の可能性はどのくらいか」を想像するのは大事です。**検査結果を判断する際にも、「検査前の病気の可能性」と「検査の精度（感度・特異度）」の2つが効いてきます。

ただ、検査を受けるときになって、医療者に「私の病気の可能性はどのくらいですか？」と聞くのは、適切な質問のようで医療者をけっこう困らせます。

というのも、検査が最も役に立つのは「病気があるかどうか悩ましいケース」だからです。つまり、検査を勧めるということは、医療者も悩んでいる可能性があるのです。

●検査の目的を忘れないようにする

その次に大事なのは、**病気を見つけることが検査の目的ではないということを、再度確**

認することです。

検査自体は、医療の中の単なる一過程です。病気を見つけることが目的ではなく、その病気を見つけることが幸せにつながるかどうかが大事なのです。

検査の結果によって、そのあとの行動が変わるのであれば、それは意味のある検査です。検査で異常ならこうしよう、正常なら別の方針にしようという形であれば、検査も本望でしょう。

ただ、検査のすべてがこのように「その後の行動を変える」わけではないのですが、**その検査で何を得たいのか、何のために検査をするのかは意識するようにしてください。**検査をするかどうか迷ったときは、あなたが何を求めているのかを医療者に伝えるといいでしょう。

●そうはいうものの、検査というものは……

ここまで、さんざん検査についてお話ししてきました。もちろん、検査を受けることのメリットはたくさんあります。それについて語る方もたくさんいらっしゃるので、その逆の視点、つまりデメリットを中心に書いてきました。

なんとなく検査を受けている、検査が過剰になりつつある現状を改め、もうちょっとよく考えて検査を受けてはどうか、という視点です。

そうは言っても、なかなか検査の負の側面は見えてきません。自分自身、医療者になってたくさん検査をしているからこそ、やっと負の側面が見えてきたと言ってもいいかもしれません。

検査をしなくてもいい人が検査をして、異常値が見つかって、必要のない不安にかられるなんていうのは最悪の選択肢です。

実際、私も医者になりたてのころは、検査はたくさんした方がいいものだと思っていました。それこそ、検査を受けることができるのなら、検査は受ければ受けるだけいいんじゃないか、と。

また、自分の身体に関してたくさんの情報をもって判断するというのは非常に正しそうでもあります。

私たち医者は、医師国家試験に受かると、最初に研修医としていろいろな科を回ります。消化器内科を回るときに、研修医どうしで練習するのに、胃カメラを一度受けてみたい（二度は受けたくないですが）、腹部エコーや心臓のエコーも一度は受けてみたいと思っていました。

実際、腹部エコーや心臓のエコーは、なんとなく気になったときに、何度か自分に対して検査したこともあります。今のところチャンスはありませんが、ひどい腹痛があったら、たとえ症状から意味はなさそうだと判断しても、一度造影ＣＴを受けてみたいとも思っています。

やっぱり、自分の身体の中を一度見てみたい。情報は多い方が、なんかいい気がする。それに、腹痛とかの症状があるときに、検査を受けて「検査でも正常でした」と答え合わせがしたい（もちろん、検査異常でも、「検査偽陽性か」と判断するだけなんですが……）。

これまでさんざん、検査を受けすぎることのデメリットを書いてきたのに、それはなんだよと思われるかもしれませんが、それだけ検査の誘惑は強いということでしょうか。

だからこそ、その検査の精度はどれくらいなのか、その検査の意味は何なのかをふまえたうえで、みなさんが検査とうまくつきあっていただくことの一助になれば、この本の役割を少し果たせたかなと思います。

参考文献一覧

〈第1部〉

デヴィッド・L・サイメル、ドルモンド・レニー『ＪＡＭＡ版 論理的診察の技術』(日経ＢＰ社、２０１０年)

林寛之『Ｄｒ．林の笑劇的救急問答5（上）／ケアネットＤＶＤ』(ケアネット、２００９年)

Branch WT Jr, Barton JJS. Approach to the patient with dizziness (UpToDate, www.uptodate.com)

日本神経学会・日本頭痛学会『慢性頭痛の診療ガイドライン２０１３』(医学書院、２０１３年)

Naidech AM, et al. Predictors and impact of aneurysm rebleeding after subarachnoid hemorrhage (Arch Neurol. 2005; 62: 410-6)

McGee S. Evidence-Based Physical Diagnosis 3rd edition (Saunders, 2012)

Moore CL, et al. Derivation and validation of a clinical prediction rule for uncomplicated ureteral stone–the STONE score: retrospective and prospective observational cohort studies (BMJ. 2014; 348: g2191)

〈第2部第1章〉

「元カノが置いていった妊娠検査薬をシャレで使ってみた」(「ロケットニュース24」、rocketnews24.com/2012/11/13/265965/)

Chartrand C, et al. Accuracy of rapid influenza diagnostic tests: a meta-analysis (Ann Intern Med. 2012; 157: 706-18)

「ＨＩＶ検査相談マップ」(www.hivkensa.com/)

〈第2部第2章〉

Haynes RB, Sackett DL. Clinical Epidemiology 3rd edition (Lippincott Williams & Wilkins, 2005)

Monto AS, et al. Clinical signs and symptoms predicting influenza infection (Arch Intern Med. 2000; 160: 3243-7)

Nicholson KG, et al. Efficacy and safety of oseltamivir in treatment of acute influenza: a randomised controlled trial (Lancet. 2000; 355: 1845-50)

「年齢によるインフルエンザの影響」(「インフルエンザ情報サービス」、influ-info.jp/basic/threat.html#impact)

Influenza (Seasonal) (World Health Organization, www.who.int/mediacentre/factsheets/fs211/en/)

Khamrin P, et al. Evaluation of immunochromatography and commercial enzyme-linked immunosorbent assay for rapid detection of norovirus antigen in stool samples (J Virol Methods. 2008; 147: 360-3)

「新型出生前診断、陽性の9割以上中絶　羊水検査で確定後」(朝日新聞デジタル、www.asahi.com/articles/TKY201311220411.html)

「母体血胎児染色体検査について」(ＮＩＰＴコンソーシアム、www.nipt.jp/botai_.html)

Norton ME, et al. Non-Invasive Chromosomal Evaluation (NICE) Study: results of a multicenter prospective cohort study for detection of fetal trisomy 21 and trisomy 18 (Am J Obstet Gynecol. 2012; 207: 137. e1-8)

「皆はどうする?-染色体異常がわかる新しい出生前診断」(All About, allabout.co.jp/gm/gc/409928/)

American College of Obstetricians and Gynecologists. ACOG Practice Bulletin No. 88, December 2007.

Invasive prenatal testing for aneuploidy (Obstet Gynecol. 2007; 110: 1459-67)
「出生前に行われる遺伝学的検査および診断に関する見解」(日本産婦人科学会、www.jsog.or.jp/ethic/H25_6_shusseimae-idengakutekikensa.html)

〈第2部第3章〉

「主な死因別にみた死亡率の年次推移」(厚生労働省、www.mhlw.go.jp/toukei/saikin/hw/jinkou/geppo/nengai11/kekka03.html)
Gøtzsche PC, Jørgensen KJ. Screening for breast cancer with mammography (Cochrane Database Syst Rev. 2013; 6: CD001877)
Hewitson P, et al. Screening for colorectal cancer using the faecal occult blood test, Hemoccult (Cochrane Database Syst Rev. 2007; (1): CD001216)
Bleyer A, Welch HG. Effect of three decades of screening mammography on breast-cancer incidence (N Engl J Med. 2012; 367: 1998-2005)
National Lung Screening Trial Research Team, et al. Reduced lung-cancer mortality with low-dose computed tomographic screening (N Engl J Med. 2011; 365: 395-409)
「がん検診ガイドライン推奨のまとめ」(「科学的根拠に基づくがん検診推進のページ」、http://canscreen.ncc.go.jp/guideline/matome.html)
「新たな健診の基本検査の基準範囲」(日本人間ドック学会、http://www.ningen-dock.jp/wp/wp-content/uploads/2013/09/megastudy.pdf)

Murakami Y, et al. Relation of blood pressure and all-cause mortality in 180,000 Japanese participants: pooled analysis of 13 cohort studies (Hypertension. 2008; 51: 1483-91)

〈第2部第4章〉

Health at a Glance 2011: OECD Indicators (Organisation for Economic Co-operation and Development, www.oecd.org/els/health-systems/49105858.pdf)

Mathews JD, et al. Cancer risk in 680,000 people exposed to computed tomography scans in childhood or adolescence: data linkage study of 11 million Australians (BMJ. 2013; 346: f2360)

「MRI検査時の鎮静に関する共同提言」（日本小児科学会、www.jpeds.or.jp/uploads/files/20150129.pdf）

Too much medicine, The BMJ (BMJ, http://www.bmj.com/too-much-medicine)

Choosing wisely, promoting conversations between providers and patients (An initiative of ABIM Foundation, www.choosingwisely.org/)

徳田安春『あなたの医療、ほんとはやり過ぎ？―過ぎたるは猶及ばざるがごとし Choosing wisely in Japan – Less is More（株式会社尾島医学教育研究所、２０１４年）

Kira Peikoff. I had my DNA picture taken, with varying results (New York Times, 2013)

「厚生の指標」増刊「国民衛生の動向２０１３／２０１４」（厚生労働統計協会、２０１３年）

検査なしで、自分の病気を推理する方法

発行日　2015年8月30日　第1刷

Author　藤原崇志

Book Designer　遠藤陽一（DESIGN WORKSHOP JIN,Inc.）（カバー・本文）
岸和泉（図版）

Publication　株式会社ディスカヴァー・トゥエンティワン
〒102-0093　東京都千代田区平河町2-16-1　平河町森タワー11F
TEL　03-3237-8321（代表）
FAX　03-3237-8323
http://www.d21.co.jp

Publisher　干場弓子

Editor　三谷祐一

Marketing Group

Staff
小田孝文　中澤泰宏　片平美恵子　吉澤道子　井筒浩　小関勝則
千葉潤子　飯田智樹　佐藤昌幸　谷口奈緒美　山中麻吏　西川なつか
古矢薫　伊藤利文　米山健一　原大士　郭迪　松原史与志
蛯原昇　中山大祐　林拓馬　安永智洋　鍋田匠伴　榊原僚
佐竹祐哉　塔下太朗　廣内悠理　安達情未　伊東佑真　梅本翔太
奥田千晶　田中姫菜　橋本莉奈　川島理　倉田華　牧野類
渡辺基志

Assistant Staff
俵敬子　町田加奈子　丸山香織　小林里美　井澤徳子　橋詰悠子
藤井多穂子　藤井かおり　葛目美枝子　竹内恵子　清水有基栄　小松里絵
川井栄子　伊藤由美　伊藤香　阿部薫　常徳すみ　三塚ゆり子
イエン・サムハマ

Operation Group

Staff
松尾幸政　田中亜紀　中村郁子　福永友紀　山﨑あゆみ　杉田彰子

Productive Group

Staff
藤田浩芳　千葉正幸　原典宏　林秀樹　石橋和佳　大山聡子
大竹朝子　堀部直人　井上慎平　松石悠　木下智尋　伍佳妮
頼奕璇

Proofreader　鷗来堂

DTP　朝日メディアインターナショナル株式会社

Printing　株式会社厚徳社

ISBN978-4-7993-1761-7